Monika Kogler

Pharmakologie

Ein Lehrbuch für Pflegeassistenz- und Sozialbetreuungsberufe

Monika Kogler

Pharmakologie

Ein Lehrbuch für Pflegeassistenz- und Sozialbetreuungsberufe

Teil I: Pflegeassistenz
Teil II: Pflegefachassistenz
Teil III: Diabetes

10., überarbeitete und erweiterte Auflage

facultas

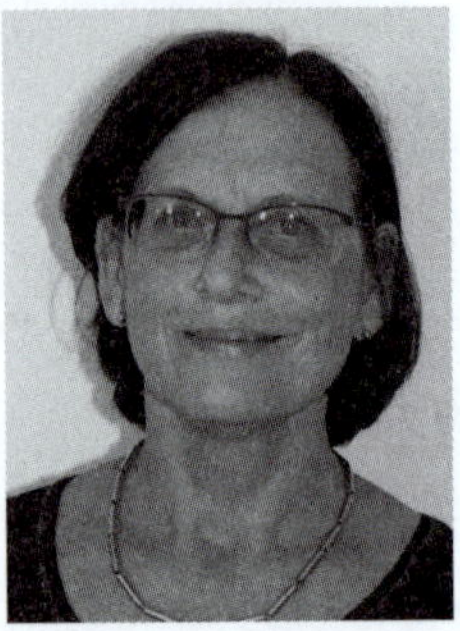

Monika Kogler
Ausbildung: Diplom des gehobenen Dienstes für Gesundheits- und Krankenpflege, für die Kinder- und Jugendlichenpflege, Lehrerin für Gesundheits- und Krankenpflege sowie Weiterbildung zur Diabetesberatung, derzeit freiberufliche Tätigkeit in Linz.

E-Mail: koglermo@gmail.com

Eine geschlechtergerechte Schreibweise wird in diesem Buch vorwiegend durch die abwechselnde Verwendung der weiblichen und männlichen Form realisiert. Es sind dabei stets alle Geschlechter gemeint.

Bibliografische Information der Deutschen Nationalbibliothek

Die Deutsche Nationalbibliothek verzeichnet diese Publikation in der Deutschen Nationalbibliografie; detaillierte bibliografische Daten sind im Internet über http://dnb.dnb.de abrufbar.

10. Auflage 2023

Facultas Verlags- und Buchhandels AG, 1050 Wien, Austria
Satz: Wandl Multimedia-Agentur, Groß Weikersdorf
Lektorat: Laura Hödl
Druck: finidr
Printed in the EU
ISBN 978-3-7089-2332-1
e-ISBN 978-3-99111-531-1

Vorwort

Der Umgang mit Arzneimitteln erfordert von allen, die in der Pflege arbeiten, ein laufend aktualisiertes Wissen, denn ständig werden neue Arzneiformen entwickelt. Entscheidend für die Wirksamkeit eines Medikamentes ist nicht nur die richtige Wahl des Arzneistoffes und der Verabreichungsform, die durch den Arzt oder die Ärztin erfolgt, sondern auch die korrekte Verabreichung, an der neben dem gehobenen Dienst für Gesundheits- und Krankenpflege auch die Berufsgruppen der Pflegeassistenz und der Pflegefachassistenz, ihren Berufsbefugnissen entsprechend, beteiligt sind.

Dieses Buch soll Pflegeassistenten und Pflegefachassistentinnen ein Basiswissen über unterschiedliche Medikamente, deren Lagerung, Verabreichung sowie Wirkungen und Nebenwirkungen vermitteln, da auch sie an dieser Verantwortung beteiligt sind.

Das Verabreichen von subkutanen Insulininjektionen ist ein äußerst verantwortungsvoller Aufgabenbereich, der ein grundlegendes Verständnis der Bedeutung der Insulinwirkung im Stoffwechselgeschehen beim gesunden Menschen und bei Diabetikern voraussetzt. Ein besonderes Anliegen ist es mir auch, das Krankheitsbild Diabetes mit ausgewählten Komplikationen darzustellen, damit Sie in entsprechenden Situationen richtig handeln können.

Lange habe ich überlegt, nach welchen Kriterien dieses Buch erweitert werden soll. Für mich ist die Liste der unentbehrlichen Arzneimittel der Weltgesundheitsorganisation (WHO) – neben den Curricula (in Erprobungsphase) – ein perfekter Begleiter geworden, um mich dieser Aufgabe zu stellen. Ich habe jedoch bewusst nicht die vollständige Liste abgebildet.

Die Liste der **unentbehrlichen Arzneimittel** der WHO (*WHO Model List of Essential Medicines*) enthält Wirkstoffe und deren Zubereitungen, die als besonders wesentlich eingestuft werden. Das heißt, mit ihnen lassen sich laut Definition der WHO die dringlichsten Bedürfnisse einer Bevölkerung zur medizinischen Versorgung befriedigen.

Um dies sinnvoll abzubilden, habe ich ausführlich recherchiert, welche Arzneistoffe in Österreich zugelassen sind und unter welchem Medikamentennamen sie vertrieben werden.

Der Aufbau des vorliegenden Buches erfolgte weitestgehend gemäß den Curricula für die Ausbildungen Pflegeassistenz und Pflegefachassistenz (in Erprobungsphase), welche im Auftrag des Bundesministeriums für Soziales, Gesundheit, Pflege und Konsumentenschutz erstellt wurden.

Monika Kogler, im Frühjahr 2023

Inhaltsverzeichnis

Teil I: Pflegeassistenz

Teil II: Pflegefachassistenz

Teil III: Diabetes

Teil I
Pflegeassistenz

1 Begriffserklärung

Pharmakologie (Arzneimittellehre)

Medizinisches Fachgebiet, das sich mit der Erforschung der Wirkung von Arzneimitteln auf den lebenden Organismus beschäftigt.

Toxikologie

Lehre von den Giften. Jede Substanz kann abhängig von der Dosis auch als Gift wirken.

Wirkstoff

Derjenige Inhaltsstoff des Arzneimittels, der tatsächlich die Erkrankung oder die Symptome beeinflusst.

Hilfsstoffe

Hilfsstoffe werden benötigt, um das Arzneimittel in eine bestimmte Form zu bringen, es haltbar zu machen, es zu aromatisieren, zu färben oder im Hinblick auf seine Anwendung zu verbessern. Beispiele für Hilfsstoffe sind Stärke, Zucker, Alkohole, Gelatine, Fette, Öle und Wasser.

Galenik

Die Galenik ist eine pharmazeutische Technologie zur Einarbeitung eines Arzneistoffs in eine Zubereitungsform, die als Arzneimittel verabreicht werden kann (Tablette, Kapsel, Zäpfchen etc.). Sie bedient sich dabei verschiedener Hilfsstoffe.

Arzneimittel = Medikament = Pharmakon

Dies sind Stoffe oder Zubereitungen, die bei Anwendung am Menschen helfen, Krankheiten oder Symptome

- zu lindern,
- zu heilen,
- zu erkennen und ihnen auch vorzubeugen.

Generika

Wenn der Patentschutz eines Medikaments abgelaufen ist, dürfen andere Arzneimittelhersteller dieses Heilmittel ebenfalls erzeugen und unter einem anderen Namen verkaufen. Diese Arzneimittel nennt man Generika.
Generika beinhalten die gleichen Wirkstoffe wie die Originalpräparate, der Vorteil dabei ist aber, dass sie preiswerter abgegeben werden können, da alle Forschungs- und Entwicklungskosten entfallen.

Droge

Unter einer Droge versteht man zweierlei:

- arzneilich verwendete Pflanzenteile
- Stoffe, die eine Abhängigkeit erzeugen können

Allgemeine Übung

Nehmen Sie sich 30 Minuten Zeit, um nach Fremdwörtern, Fachwörtern oder Erkrankungen zu suchen, die in diesem Buch vorkommen und die Sie nicht kennen oder verstehen.

Beispiele:

Bedeutung von ...

- antiinflammatorisch

- antiproliferativ

Was versteht man unter einer Plasmaspiegeluntersuchung?

Übung – Kreuzworträtsel

Ein Rätsel zu den Kapiteln 1, 4, 11 und 15 finden Sie auf S. 56.

2 Abgabe und Verschreibung von Medikamenten[1]

Das Arzneimittelgesetz (AMG) regelt unter anderem die Herstellung, Zulassung, Kontrolle, Verschreibung und Abgabe von Arzneimitteln.

Frei verkäufliche Arzneimittel dürfen auch außerhalb von Apotheken verkauft werden. Verkaufsstellen sind z. B. der Lebensmitteleinzelhandel, Drogeriemärkte und Reformhäuser.

Apothekenpflichtige Arzneimittel werden ohne Rezept, aber nur über eine Apotheke verkauft.

Verschreibungspflichtige (rezeptpflichtige) Arzneimittel sind rezeptpflichtig und erfordern eine ärztliche Verschreibung – ein Rezept. Rezepte dürfen in Österreich ausschließlich von Ärztinnen ausgestellt werden.
Hinweis: Der Apotheker ist berechtigt, in besonderen Notfällen rezeptpflichtige Arzneimittel auch ohne Vorlage eines Rezeptes abzugeben, jedoch nur in der kleinsten erhältlichen Packung.

Der Dachverband der Sozialversicherungsträger, die Österreichische Ärztekammer und die Österreichische Apothekerkammer haben sich auf die Einführung des elektronischen Rezeptes (e-Rezept) geeinigt. Papierrezepte werden schrittweise durch eine elektronische Lösung ersetzt.
Man kann das e-Rezept in der Apotheke auf drei Arten einlösen:

- mit einem Code auf dem Smartphone
- mit der e-card (durch Stecken der e-card in der Apotheke kann das e-Rezept auch ohne Code abgerufen werden)
- als Papier-Ausdruck

Mit einem gültigen *Kassenrezept* kann eine öffentliche Apotheke bzw. eine hausapothekenführende Ärztin ein rezeptpflichtiges Medikament an den Patienten gegen Bezahlung der Rezeptgebühr aushändigen.

Das *Privatrezept* kann ohne Vorabbewilligung der Krankenkasse in der Apotheke eingelöst werden, wobei der Patient die Kosten selbst trägt. Der Patient hat aber die Möglichkeit, das Privatrezept vorab bei der zuständigen Krankenkasse prüfen zu lassen, ob es einem Kassenrezept gleichgestellt werden kann (diese Bewilligung wird häufig als Serviceleistung von der Apotheke erledigt).
Wahlärztinnen oder Spitäler mit Rezepturrecht dürfen auch Kassenrezepte ausstellen.

1 www.gesundheit.gv.at/gesundheitssystem/leistungen/antraege/rezept, 05.09.2022.

Suchtgiftverschreibung

Diese Medikamente unterliegen dem Suchtmittelgesetz sowie der Suchtgift- (z. B. Fentanyl, Hydromorphon, Oxycodon, Remifentanil) und Psychotropenverordnung (z. B. Flunitrazepam = Rohypnol®).

Suchtgiftrezepte sind bei der gesetzlichen Krankenkasse durch den Arzt zu beziehen.

Suchtgiftvignetten sind über die jeweilige Bezirksverwaltungsbehörde (Bezirkshauptmannschaft oder Magistrat) durch die Ärztin zu beziehen und auf das Rezeptformular zu kleben.
Suchtgifte können grundsätzlich nicht vollkommen elektronisch verordnet werden, da die Suchtgiftvignette nicht elektronisch vorhanden ist und somit nach wie vor physisch auf den Beleg geklebt werden muss.

Der Begriff *Off-Label-Use* bezieht sich allgemein auf die Anwendung von Arzneimitteln außerhalb der Bedingungen ihrer Zulassung. Off-Label-Use ist grundsätzlich nicht verboten, bedarf jedoch erhöhter Sorgfalts- und besonderer Aufklärungspflichten (Quelle: Bundesamt für Sicherheit im Gesundheitswesen).
Ärztinnen und Ärzte müssen darüber informieren, wenn sie ein Medikament außerhalb der Zulassung einsetzen wollen.
Auch der Hersteller muss zustimmen, dass sein Mittel off-label eingesetzt werden kann. Damit erklärt er sich auch bereit dazu, zum Beispiel für schwere Nebenwirkungen zu haften.
Z. B. ist der *Off-Label-Use* in der Pädiatrie verbreitet, da klinische Studien zur Anwendung von Arzneimitteln an Kindern und Jugendlichen oft fehlen. Die meisten Arzneimittel, die derzeit zur Behandlung kranker Kinder benötigt werden, sind nicht für Kinder zugelassen.

Medikamentenbestellung im Krankenhaus (exemplarisch)

In diversen Computerprogrammen sind Medikamente gelistet, die als Lagerartikel in der Krankenhausapotheke geführt werden. Die einzelnen Stationen fordern die Medikamente über dieses System an. Je nach Zugriffsrecht können Arzneimittel bestellt bzw. auch vidiert (abgesegnet) werden.
Nicht lagernde Medikamente werden als Sonderanforderung über dieses System bestellt, jedoch müssen sie über eine Großhandelsapotheke von der Krankenhausapotheke bestellt werden. Für diese Sonderanforderung muss der Apotheke der Patientenname, die voraussichtliche Aufenthaltsdauer des Patienten, der Name des Wirkstoffes, die Dosierung und die verordnende Ärztin bekanntgegeben werden.
Medikamente, die unter die Suchtgiftverordnung fallen, werden auch über dieses System bestellt. Diese Anforderungen müssen von einer Ärztin unterzeichnet werden.

Verblisterung von Medikamenten

Krankenhäuser, Seniorenheime, Pflegeheime, mobile Pflegedienste und auch Privatpersonen können ein Verblisterungsservice von darauf spezialisierten Apotheken in Anspruch nehmen. Im Gesundheitswesen wird unter Verblisterung die Verpackung von Medikamenten und insbesondere die patientenindividuelle Neuverblisterung von Medikamenten verstanden.
Die Medikamente werden pro Einnahmezeitpunkt im Multidoseverfahren zusammengestellt. Alle Medikamente, die zum selben Einnahmezeitpunkt eingenommen werden sollen, werden maschinell in einen durchsichtigen Beutel abgefüllt. Dadurch wissen die Endverbraucher automatisch, wann die Medikamente einzunehmen sind. Patienten erhalten die Wochenrationen fertig abgepackt, müssen nur ein Säckchen (Blister) für den aktuellen Einnahmezeitpunkt öffnen und den Inhalt zu sich nehmen.

Medikamentengebahrung im Altenheim

Während im Krankenhaus die Arzneimittel im Sinne eines Stationsbedarfs bestellt und aufbewahrt werden, müssen im Altenheim (sofern es mit der Aufbewahrung und Verabreichung von Medikamenten beauftragt ist) für jeden Bewohner die von der Ärztin verordneten Arzneimittel getrennt aufbewahrt und dafür gesorgt werden, dass eine vorgeschriebene Einnahme erfolgt. Die Medikamente sind bewohnerbezogen aufzubewahren, d. h. sie sind mit dem Namen des Bewohners zu versehen und in für jede Person eingerichtete Fächer, Boxen oder Kästen im Medikamentenschrank gesondert aufzubewahren. Der Medikamentenraum bzw. Schrank muss verschließbar sein.
Die Rezeptierung erfolgt über die jeweils zuständige Ärztin.

3 Arzneimittelgruppen

Je nach Substanz bewirken Arzneien:

Symptomatische Therapie

Nicht die Ursache, sondern die Symptome einer Erkrankung werden behandelt (z. B. Schmerzen, Übelkeit, Schwindel, Fieber).

Kausale Therapie

Die Ursache der Erkrankung wird behandelt (z. B. Infektionen).

Substitutionstherapie

Fehlende körpereigene Substanzen werden zugeführt (z. B. Insulin, Schilddrüsenhormone, Enzyme).

Diagnostika

Sie dienen der Erstellung einer medizinischen Diagnose.
Z. B.: Gastrografin® ist ein Röntgenkontrastmittel für die Darstellung des Magen-Darm-Traktes, verabreicht als Trinklösung oder als Einlauf. Auf Röntgenbildern ist es gut erkennbar, weil Jod Röntgenstrahlen blockiert, es hilft bei der Erkennung von Krankheiten (bayer.at).

4 Darreichungsformen der Arzneimittel

Oft ermöglichen erst unterschiedliche Arzneiformen die sachgerechte Anwendung eines Arzneistoffes.

Durch die Wahl der Arzneiform lassen sich mitbestimmen:
- Wirkungseintritt
- Wirkungsdauer
- Wirkungsstärke
- Wirkungsort

Gründe für die Wahl einer bestimmten Arzneiform:
- Mitarbeit des Patienten, z. B. Sirup für Kinder
- Zustand der Patientin, z. B. Injektionen bei bewusstlosen Patientinnen
- Art und Ort der Erkrankung, z. B. Inhalationen, Nasentropfen, Augentropfen
- Verringerung von Nebenwirkungen, z. B. vermindern magensaftbeständige Dragees die Schädigung der Magenschleimhaut
- Stabilität eines Arzneistoffes, z. B. wird Insulin im Magen-Darm-Trakt zersetzt
- rasche Verfügbarkeit, z. B. Infusionen und intravenöse Injektionen

> **WICHTIG!**
> Jede Arzneiform muss eine exakte Dosierung des Arzneistoffes gewährleisten!

4.1 Feste Arzneimittel

Tabletten

Sie enthalten die Einzeldosis eines oder mehrerer Arzneistoffe. Die Dosis lässt sich durch Bruchlinien, die auf der Tablette angebracht sind, leicht teilen.

Verabreichung:
- in aufrechter Körperhaltung mit ausreichend Flüssigkeit (Ulkusgefahr, wenn die Tablette in der Speiseröhre liegenbleibt)
- evtl. im Mörser zerkleinern oder
- in Wasser zerfallen lassen, z. B. Amaryl®, Aspirin®, Thyrex® → kalte Wasser auflösen

Brausetabletten oder wasserlösliche Tabletten

Die Wirkung tritt auf diese Weise schneller ein, der Magen bekommt den Wirkstoff bereits in gelöster Form.

Verabreichung: vollständiges Auflösen in Wasser

Z. B. Ascorbisal®-Brausetabletten, Lösferron-forte®-Brausetabletten

↳ schnell

Lutschtabletten und Pastillen

Verabreichung:

- langsam im Mund zergehen lassen
- anschließend nicht sofort essen und trinken, die Pastillen sollen lokal wirken

Z. B. Halset®-Lutschtabletten, Bronchostop®-Thymian-Hustenpastillen, Mucosolvan®-15 mg-Lutschpastillen

Kautabletten

Verabreichung: werden zerbissen, gekaut und dann geschluckt

Vorteile:

- schnelle Wirksamkeit
- unterwegs leicht einzunehmen

Z. B. Konakion-„Roche"®-Kaudragees, Aspirin®-500 mg-Kautablette, Talcid®-Kautablette

Quick-Solve-Tabletten oder Schmelztabletten

Verabreichung: Tablette im Mund zergehen lassen. Sie löst sich unter Einwirkung von Speichel oder Wasser sofort auf.

Z. B. Felden Quick-Solve®, Imodium-akut-2-mg-Schmelztablette

> **WICHTIG!**
> Nur mit trockenen Händen aus der Verpackung nehmen! Die Schmelztabletten nicht durch die Folie drücken.

Sublingualtabletten

Verabreichung: werden unter die Zunge gelegt

Z. B. Temgesic®-Sublingualtabletten, Subutex®-Sublingualtabletten

Der Wirkstoff wird über die Mundschleimhaut aufgenommen.

Depot- oder Retardtabletten

Verabreichung: dürfen nie zerkleinert oder aufgelöst werden!

Z. B. Adalat-retard®-Filmtabletten, Isoptin-retard®-Filmtabletten

Depottabletten setzen den Wirkstoff über längere Zeit gleichmäßig frei, dadurch wird die Anzahl der einzunehmenden Tabletten herabgesetzt.

Dragees und Filmtabletten

Der Wirkstoffkern ist mit einem Überzug versehen. Dieser besteht zumeist aus Zucker oder Süßstoff sowie verschiedenen Hilfs- und Farbstoffen.

Vorteile:

- unangenehmer Geruch oder Geschmack des Kerns wird überdeckt
- Arzneistoff ist besser vor äußeren Einflüssen geschützt, z. B. vor Sauerstoff
- magensaftbeständiger Überzug schützt vor Magenreizung
- die Farbe kann die Verwechslungsgefahr verringern

Z. B. Bekunis®-Dragees, Loftyl®-Filmtabletten

Kapseln

Der Wirkstoff ist in eine Hart- oder Weichgelatinekapsel gefüllt. Die Hülle kann auch magensaftbeständig gemacht werden, etwa für Substanzen, die von der Magensäure zerstört würden.

Z. B. Lasix retard®-Kapseln, Vibramycin®-Kapseln

WICHTIG!
Nicht jede Kapsel darf geöffnet werden! (Informationen dazu siehe Beipacktext)

Zerbeißkapseln

Der Wirkstoff wird über die Mundschleimhaut resorbiert, die Wirkung setzt innerhalb kurzer Zeit ein.

Verabreichung:

- Kapseln müssen im Mund zerbissen werden (nicht schlucken) oder
- mit einer Nadel angestochen werden (bei verminderter Kaufähigkeit),
- danach den Kapselinhalt in der Mundhöhle einwirken lassen,
- die Reste der Gelatinehülle können hinuntergeschluckt oder ausgespuckt werden.

Z. B. Nitrolingual®-Kapseln, Nifebene®-Kapseln

Nitratpräparate oder blutdrucksenkende Medikamente wirken in dieser Form sehr schnell.

4.2 Halbfeste Arzneimittel

Salben und Cremes

Beide enthalten eine Fettbasis, Cremes beinhalten jedoch mehr Wasser und sind streichfähiger. Oft gibt es denselben Wirkstoff als Salbe und als Creme.

Z. B. Voltaren®-Salbe, Voltaren®-Creme

Lotionen

Lotionen sind stark mit Wasser oder anderen Flüssigkeiten verdünnte Cremes oder Salben.

Z. B. Excipial®-Lipolotio, Excipial®-Hydrolotio

Paste

Dabei handelt es sich um eine relativ feste Salbe mit hohem Pulveranteil.

Z. B. Zinkpaste

Gel

Gel enthält eine Wasserbasis, diese trocknet auf der Haut, wobei das verdunstende Wasser die Haut kühlt. Nach dem Trocknen sorgt ein Gelbildner für einen Film auf der Haut.

Z. B. Voltaren®-Schmerzgel, Voltadol®-forte-Schmerzgel

(Zäpfchen)

Suppositorien und Ovula → Scheidenzäpfchen

sind eine Zubereitung aus Fettgrundlage und Arzneistoff.

Z. B. Emedyl®, Vomex A®

4.3 Flüssige Arzneimittel

Tropfen

Der Arzneistoff ist in Wasser und/oder Ethanol gelöst. Gelöste Stoffe werden vom Körper schnell aufgenommen.

Verabreichung: Tropfen verdünnen oder Flüssigkeit nachtrinken lassen

Z. B. Prospan®-Hustentropfen (20 Tropfen = 1 ml wässrige Lösung)

> **WICHTIG!**
> Wässrige, nicht konservierte Lösungen können leicht verderben (Bakterien, Schimmelpilze).
> Ethanol ist für Alkoholkranke und Kinder nicht geeignet!

Oralsuspensionen

Verabreichung:

- vor Gebrauch gut aufschütteln
- Trockensubstanzen müssen mit der entsprechenden Menge Wasser gelöst werden (danach Aufbewahrung im Kühlschrank)
- werden mit einem Messlöffel dosiert, welcher der Originalpackung beiliegt

Z. B. Ospamox®-Granulat für orale Suspension

Sirup

Ein Sirup ist ein Arzneistoff oder Pflanzenauszug, der mit stark zuckerhältiger Flüssigkeit vermischt ist.

Verabreichung: mitgelieferten Messlöffel verwenden

Z. B. Tussamag®-Hustensaft, Tussimon®-Hustensaft

> **WICHTIG!**
> Für Diabetiker ungeeignet! Geeignet sind hingegen Sirupe mit Zuckerersatzstoffen (z. B. Sorbit).

Flaschen unmittelbar nach Verabreichung wieder fest verschließen, um Verdunstung zu verhindern. Falsche Konzentration führt zu falscher Dosierung!

Ampullen

Ampullen enthalten eine einzelne Dosis an Arzneimitteln.
Die Menge des Arzneimittels wird vom Hersteller vorgegeben und kann die verschriebene Dosis übersteigen. Ist dies der Fall, wird nur eine Teilmenge entnommen und der Rest verworfen.
Es gibt *Glasampullen* zum Aufsägen (selten) und Glasampullen mit einem definierten Brechpunkt. Die Sollbruchstellen von Glasampullen sind häufig mit einem weißen Ring oder mit einem Punkt markiert.

Bei *Trockenampullen* wird das Pulver mit dem beigepackten oder mit dem im Beipacktext aufgeführten Lösungsmittel gelöst. **Wichtig:** Wahrung der Sterilität!
Vorgehensweise:

- Trockensubstanz erst kurz vor der Injektion auflösen
- Gummikappe und Metallring vor dem Durchstich desinfizieren
- richtiges Lösungsmittel verwenden
- Lösungsmittel langsam zuspritzen, um Schaumbildung zu vermeiden
- vollständiges Auflösen der Trockensubstanz abwarten

- Aufziehkanüle gegen Injektionskanüle auswechseln
- Plastikhülle der Kanüle erst unmittelbar vor der Injektion entfernen
- Luft aus der Spritze entfernen
- evtl. Spritze beschriften
- bei einer Mehrfachentnahme Haltbarkeitsdauer nach Auflösung und vorgeschriebene Lagerung beachten

Bei *Plastikampullen*: Öffnen durch Abdrehen des Ampullenhalses

Durchstechflasche

Enthält eine oder mehrere Dosen eines Medikaments.
Sie ist mit einem Gummistopfen, einer Aluminiumbördelkappe und einem Metall- oder Plastikdeckel verschlossen. Der Gummistopfen ist in der Mitte dünner, hier wird bei der Entnahme eingestochen.

Infusionslösung

Die unterschiedlichen Lösungen werden in Glas- oder Kunststoffflaschen oder in Beuteln aus Kunststoff abgefüllt.

▶ siehe Tabelle 1, S. 27

4.4 Aerosole

Je nach Größe der Teilchen gelangen die Wirkstoffe bis in die Bronchien bzw. in die feinsten Verästelungen der Lunge.

Verabreichung:

- Aerosolbehälter schütteln
- Schutzkappe abnehmen
- Patientin tief ausatmen lassen
- Mundstück in den Mund führen (Medikamentenbehälter zeigt nach oben) und mit den Lippen fest umschließen lassen
- während langsamem, tiefem Einatmen Druck auf den Kanister ausüben (Medikament wird freigesetzt)
- ca. 5 Sekunden lang Luft anhalten lassen
- langsam wieder ausatmen lassen

Tab. 1: Haltbarkeit und Lagertemperatur flüssiger Arzneimittel

Präparat	Haltbarkeit	Lagerungstemperatur
Agaffin Abführgel	4 Wochen	Raumtemperatur
Augmentin 312,5 mg/ml 120 ml Saft	7 Tage	Kühlschranktemperatur
Cisordinol 20 mg Tropfen	ganze Laufzeit	kühl
Codelum 20 g Tropen	ganze Laufzeit	Raumtemperatur
Daktarin 2 % 40 g oral Gel	3 Monate	Raumtemperatur
Deventan 4 mg/ml 15 ml Tropfen	3 Monate	< 25 °C
Depakine 300 mg/ml 60 ml Tropfen	3 Monate	Raumtemperatur
Dihydergot 50 ml Tropfen	1 Monat	Raumtemperatur
Effortil 50 ml Tropfen	6 Monate	Raumtemperatur
Epanutin 125 ml Susp.	6 Monate	Raumtemperatur
Fluctine 20 mg/5 ml 70 ml Lösung	28 Tage	Raumtemperatur
Gutron 1 % 25 ml Tropfen	6 Monate	Raumtemperatur
Guttalax 15 ml Tropfen	6 Monate	Raumtemperatur
Haldol 100 ml Tropfen	3 Monate	Raumtemperatur
Humatin 60 ml Sirup	6 Monate	Raumtemperatur
Hylak forte 100 ml Tropfen	6 Monate	Raumtemperatur
Imodium 100 ml Saft	3 Monate	Raumtemperatur
Kamillosan 500 ml Tropfen	3 Monate	Raumtemperatur
Laevolac Lac. 670 g orale Lösung	3 Monate	Raumtemperatur
Mucosolvan 100 ml Lösung	6 Monate	Raumtemperatur
Mucosolvan 100 ml Saft	6 Monate	Raumtemperatur
Novalgin 10 ml Tropfen	6 Monate	Raumtemperatur
Nozinan 4 % Tropfen	bis 3 Monate	Raumtemperatur/Lichtschutz
Paspertin 30 ml Tropfen	8 Wochen	Raumtemperatur
Passedan 30 ml Tropfen	ganze Laufzeit	Raumtemperatur
Prepulsid 1 mg 100 ml orale Susp.	3 Monate	Raumtemperatur
Psychopax 20 ml Tropfen	6 Monate	Raumtemperatur
Riopan 800 mg 240 ml orale Susp.	4 Wochen	Raumtemperatur
Risperdal 1 mg/ml Lösung	3 Monate	Raumtemperatur
Sab-Simplex 30 ml Tropfen	6 Monate	Raumtemperatur
Scottopect 200 g Hustensaft	4 Monate	Raumtemperatur
Sialin-Sigma 100 ml Lösung	ganze Laufzeit	Raumtemperatur
Tebofortan 4 % 50 ml Tropfen	6 Monate	Raumtemperatur
Truxal 100 ml Saft	ganze Laufzeit	Raumtemperatur
Ulcogant 1 g/5 ml 250 ml orale Susp.	3 Monate	< 25 °C
Venoruton 50 ml Tropfen	ganze Laufzeit	Raumtemperatur
X-Prep 75 ml orale Lösung	Einmalgabe	Raumtemperatur

Schmerzpflaster

4.5 Transdermale therapeutische Systeme (TTS)

TTS sind mehrschichtige, wirkstoffhaltige Pflaster, die ihren Wirkstoff gleichmäßig abgeben. Der Wirkstoff durchdringt die Haut und gelangt direkt in die Blutbahn. Die Verabreichung ist bei einigen Präparaten auch in Depotform möglich.

Verabreichung:

- TTS werden sofort nach der Entnahme aus der Einzelverpackung und nach dem Entfernen der Schutzfolie aufgeklebt und etwa 10 Sekunden mit der Handfläche angepresst
- TTS dürfen nur auf gesunder, intakter Haut angewendet werden
- Haut, wenn nötig, reinigen, trocknen, enthaaren bzw. entfetten (Salbenreste vermindern die Klebekraft)
- um Hautirritationen vorzubeugen, soll dieselbe Hautstelle nicht zweimal hintereinander benutzt werden

Vorteile:

- der Magen-Darm-Trakt wird nicht mit dem Medikament belastet
- der Wirkstoff wird gleichmäßig an den Körper abgegeben
- Baden und Duschen ist mit dem Pflaster möglich

Z. B. Estraderm® TTS 25 mg/24 h Depotpflaster, Nitroderm® TTS 10 mg/24 h Depotpflaster

> **WICHTIG!**
> Wirkungsdauer beachten! Sie ist je nach Präparat unterschiedlich.

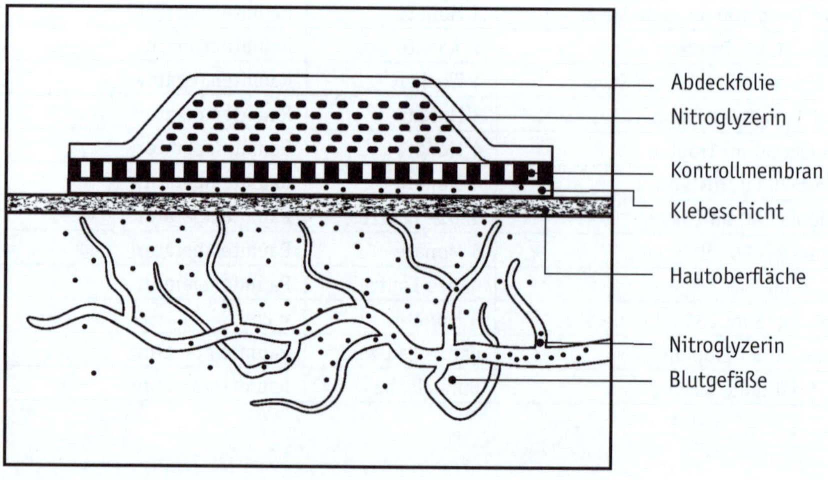

Abb. 1: Schematische Darstellung des TTS

4.6 Parenteralia (Ampullen und Infusionslösungen)

Dabei handelt es sich um sterile Arzneiformen, die dem Körper unter Umgehung des Magen-Darm-Traktes zugeführt werden (Injektion und Infusion).

Übung – Kreuzworträtsel
Ein Rätsel zu den Kapiteln 1, 4, 11 und 15 finden Sie auf S. 56.

5 Therapeutische Breite

Der Zwischenraum (das Intervall) zwischen therapeutischer Wirksamkeit und giftiger (toxischer) bis letaler Dosis wird als therapeutische Breite bezeichnet. Das Intervall zwischen therapeutischer Wirksamkeit und den ersten Anzeichen schwerwiegender, dosisabhängiger unerwünschter Wirkungen am Menschen nennt man Sicherheitsbreite. Arzneimittel, die eine sehr kleine therapeutische Breite haben, müssen sehr genau dosiert werden (z. B. Herzglykoside).

6 Wirkung von Arzneimitteln

Hauptwirkung

Darunter werden alle Wirkungen des Arzneimittels verstanden, die ein Krankheitsbild objektiv oder subjektiv verbessern. Damit die Hauptwirkung auf erwünschte Weise eintreten kann, ist eine auf die einzelne Patientin bezogene optimale Dosierung notwendig.

Bei höherer Dosierung können toxische Nebenwirkungen auftreten (z. B. Schlafmittel).

Halbwertszeit

Diese sagt aus, nach welcher Zeit nur mehr die Hälfte des Wirkstoffes im Körper vorhanden ist. Die Halbwertszeit bildet die Grundlage für Dosierungsrichtlinien.

Kumulation

Wird ein Arzneistoff dem Körper in kürzeren Abständen zugeführt, als dieser ihn abbauen und ausscheiden kann, so sammelt sich der Wirkstoff im Körper an: Er kumuliert. Gefahr: Vergiftungserscheinungen und Überdosierung.

7 Dosierung von Arzneimitteln

- Die Wirkungsstärke eines Arzneimittels hängt von seiner Konzentration am Wirkort ab (Körpergewicht berücksichtigen).
- Dosierung in mg Arzneistoff pro kg Körpergewicht
- Bei älteren Menschen werden Arzneistoffe oft langsamer abgebaut und ausgeschieden (verringerte Funktion von Leber und Nieren).

Normaldosis
Die Dosis, die ein Patient einnimmt und normalerweise gut verträgt.

Einzeldosis
Ein einmalig verabreichtes Medikament.

Tagesdosis bzw. Erhaltungsdosis
Die Menge, die innerhalb von 24 Stunden eingenommen werden muss.

Sättigungsdosis
Um den benötigten Wirkspiegel rasch zu erreichen, wählt man für die erste Medikamentengabe oft eine höhere Dosis.

Maximaldosis
Höchstmögliche Dosierung

Letaldosis
Jene Menge einer Arznei, die beim Menschen zum Tode führen würde.

Besonderheit bei der Dosierung

Ceiling-Effekt
Der Ceiling-Effekt bezeichnet die Eigenschaft mancher Substanzen, dass es trotz Dosissteigerung zu keiner Zunahme der Wirkung kommt.
Eine über die empfohlene Tageshöchstdosis hinausgehende Verabreichung führt nicht zu einer Wirkungsverstärkung, sondern zu einer Verstärkung der Nebenwirkungen, z. B. bei peripher wirksamen Analgetika.

Rebound- oder Absetzeffekt
Das **Rebound-Phänomen** beschreibt in der Pharmakologie eine überschießende Gegenreaktion des Körpers bei abruptem Absetzen eines Arzneistoffes. Dabei treten vorangegangene Symptome wieder oder auch verstärkt auf.
Diese Effekte beruhen darauf, dass es während der Behandlung zu einem Anstieg der Rezeptorenanzahl kommt, auf die das zuvor eingenommene Arzneimittel gewirkt hat.

z. B. vermehrte Bildung von *Magensäure* nach Absetzen von Protonenpumpenhemmern oder vermehrtes Angstempfinden nach Absetzen von Benzodiazepinen.

WICHTIG!
Medikamente, die einen Reboundeffekt verursachen und über einen längeren Zeitraum eingenommen wurden, werden langsam abgesetzt („ausgeschlichen"), z. B. Kortison, Betablocker, Benzodiazepine, Antipsychotika.

8 Aufnahme und Ausscheidung

Die **Pharmakokinetik** stellt die Frage: Was macht der Körper mit dem Arzneistoff?

Der Prozess, den das Medikament im Körper durchläuft, besteht aus folgenden Schritten:

1. Verabreichung des Medikaments in den verschiedensten Arzneiformen
2. Aufnahme der Wirkstoffe = Resorption
3. Verteilung der Wirkstoffe in die verschiedenen Organe = Distribution
4. Umbau und Abbau der Wirkstoffe = Biotransformation
5. Ausscheidung der Arzneistoffe = Elimination

Resorption

Dabei werden die Arzneistoffe in die Blutbahn aufgenommen und danach im gesamten Organismus verteilt. Die Oberfläche des Dünndarms ist etwa 500-mal größer als die des Magens, daher ist er der Hauptresorptionsort für oral verabreichte Arzneistoffe. Die Passagezeit des Dünndarms ist wichtig, da bei starker Beschleunigung (Durchfall, Laxanzien) die Menge der resorbierten Arzneistoffe stark vermindert ist. Bei parenteraler Anwendung von Arzneistoffen (z. B. i. m., s. c.) ist die Resorptionsgeschwindigkeit von der Durchblutung des Injektionsgebietes abhängig. Bei Injektionen in die Vene muss keine Resorptionsbarriere (z. B. die Leber) überwunden werden. Bei rektaler Verabreichung von Arzneimitteln lässt sich die Resorption nicht exakt vorherbestimmen, daher sind nur Medikamente mit großer therapeutischer Breite bzw. Sicherheitsbreite dafür geeignet.

Verteilung

Nach der Resorption befindet sich der Arzneistoff im Blut und wird im Gefäßsystem mit dem Blutstrom verteilt. Meist muss er die Blutbahn verlassen, um an seinen Zielort zu gelangen.

Abbau

Der Körper muss die Arzneistoffe erst ab- und umbauen, bevor sie über Leber oder Niere ausgeschieden werden können. Dieser Vorgang erfolgt vor allem in der Leber.

Ausscheidung

Die Ausscheidung des Arzneistoffes oder seiner Abbauprodukte führt zur Abnahme der Wirkstoffkonzentration im Körper. Die Ausscheidung erfolgt hauptsächlich:

- über die Nieren (renal)
- über die Galle mit dem Stuhl (biliär)
- über Lunge (pulmonal) und Haut (kutan) (nur geringe Bedeutung)

WICHTIG!
Bei herabgesetzter Nierenfunktion wird der Arzneistoff verzögert ausgeschieden und kumuliert. Es bestehen Überdosierungs- und Vergiftungsgefahr.

9 Unerwünschte Arzneimittelwirkungen

9.1 Arzneistoff- und dosisabhängige Nebenwirkungen

Das gleiche Arzneimittel kann individuell sehr verschiedene Nebenwirkungen hervorrufen. Nebenwirkungen können auch bei richtiger Dosierung auftreten.

Nebenwirkungen am Magen-Darm-Trakt:

- Schädigung der Schleimhaut – Geschwüre (z. B. Salicylate, Schmerzmittel)
- Schädigung der Darmflora – Durchfälle (z. B. Antibiotika)
- Verstopfung (z. B. morphinhaltige Analgetika)

Nebenwirkungen am Zentralnervensystem:

- sedierende Wirkung (z. B. Antidepressiva, Antihistaminika)
- Atemdepression (z. B. Morphine)
- parkinsonähnliche Symptome (z. B. Zittern, Muskelsteifheit) bei Neuroleptikatherapie möglich

Nebenwirkungen am Herz- und Kreislaufsystem:

- Bradykardie – z. B. Betablocker
- Tachykardie – z. B. Schilddrüsenhormone
- Bigeminus – z. B. Digitalis
- Hypotonie – z. B. Betablocker

Nebenwirkungen an Niere und Leber, an Haut und Schleimhaut, Blutbildveränderungen:

- Erhöhung der Leberenzyme – z. B. Antiarrhythmika (Rytmonorma®)
- Anämie – z. B. Antibiotika (Rifoldin®)
- Urtikaria – z. B. Antiepileptikum (Tegretol®)

Häufigste Auslöser unerwünschter Arzneimittelwirkungen sind:

- Schmerz- und entzündungshemmende Mittel der Klasse nicht-steroidaler Antirheumatika (NSAR), z. B. Voltaren® und Generika
- Diuretika
- Antikoagulanzien
- Betablocker
- Antidiabetika
- Antidepressiva
- Schmerzmittel, die Opiate enthalten

> **WICHTIG!**
> Arzneimittelwechselwirkungen müssen nicht zwingend zu Beschwerden führen. Bei Gabe neuer Medikamente und neu auftretenden Beschwerden könnte es sich aber um Wechselwirkungen handeln und die Ärztin sollte informiert werden.

9.2 Allergische Nebenwirkungen

- sind unabhängig von der Menge des zugeführten Arzneistoffes.
- Kleinste Mengen können zum anaphylaktischen Schock führen.
- Erst frühestens beim zweiten Kontakt mit einem Arzneimittel kann es zur allergischen Reaktion kommen.
- Allergische Reaktionen können durch das Arzneimittel selbst oder durch Lösungs- oder Konservierungsmittel ausgelöst werden.

Symptome der allergischen Reaktion

Nur auf die Haut beschränkt:

- Rötung
- Quaddelbildung
- Juckreiz

Beeinträchtigung der Haut und geringe Beeinträchtigung der Atmung und des Kreislaufes:

- Rötung, Quaddelbildung, Juckreiz
- leichte Atemnot
- leichter Blutdruckabfall
- geringgradige Tachykardie

Anaphylaktischer Schock (schwerste Form der allergischen Reaktion):

- Lungen- und Herz-Kreislauf-Probleme stehen im Vordergrund
- Bronchospasmus, Glottisödem, Zyanose
- Blutdruckabfall
- flacher, fadenförmiger Puls
- Herz-Kreislauf-Stillstand

Lebensbedrohlicher Zustand!

> **WICHTIG!**
> Es gibt kein Medikament ohne Nebenwirkungen. Der Nutzen des Arzneimittels bei Anwendung muss einen möglicherweise auftretenden Schaden bei Weitem überwiegen.

10 Beipacktext

Gebrauchsinformationen enthalten viele wichtige Hinweise und sollten aufmerksam gelesen werden. Folgende Punkte werden im Beipacktext erläutert:

- Wirkstoff
- Zusammensetzung (z. B. alkoholischer Auszug, verschiedene Konservierungsmittel, Maisstärke, Saccharose, Wasser für Injektionszwecke, Glycerol, Laktose, Talkum)
- Arzneiform (z. B. Salbe, Tablette, Tropfen)
- Hersteller
- Eigenschaften und Wirksamkeit (z. B. entzündungshemmend, fiebersenkend, durchblutungsfördernd, sedierend)
- Anwendungsgebiete (z. B. rheumatische Entzündungen, Gichtanfall, Infektionen des Harntraktes etc.)
- Art der Anwendung (z. B. zu oder nach den Mahlzeiten im Mund zergehen lassen, vor den Mahlzeiten mit ausreichend Wasser einnehmen)
- Dosierung (z. B. einmal tägliche Gabe nach Körpergewicht, Gabe nach Körpergewicht verteilt auf mehrere Einzelgaben)
- Gegenanzeigen: In diesen Fällen darf das Medikament nicht angewendet werden, z. B. Überempfindlichkeit gegen den Wirkstoff oder andere Bestandteile des Präparates, Magen-/Darmgeschwüre, Asthma, Schwangerschaft und Stillzeit, Nierenfunktionsstörungen, akute Lebererkrankungen etc.
- Nebenwirkungen (z. B. Hautrötung, Hautjucken, Müdigkeit, Schwindel, Störungen von Leberfunktionen, Störungen des blutbildenden Systems, Fieber etc.). In der Gebrauchsanweisung müssen alle Nebenwirkungen aufgelistet werden, auch wenn sie äußerst selten sind.
- Häufigkeitsangaben von Nebenwirkungen
  - sehr häufig: bei mehr als 10 von 100 Behandelten (Häufigkeit: über 10 Prozent)
  - häufig: bei einem bis 10 von 100 Behandelten (Häufigkeit: 1 bis 10 Prozent)
  - gelegentlich: maximal bei einem von 100 Behandelten (Häufigkeit: 0,1 bis 1 Prozent)
  - selten: bei höchstens einem von 1.000 Behandelten (Häufigkeit: 0,01 bis 0,1 Prozent)
  - sehr selten: bei höchstens einem von 10.000 Behandelten (Häufigkeit: ca. 0,01 Prozent)
  - Einzelfälle: Bisher wurden nur einzelne Fälle beobachtet
- Wechselwirkungen: Medikamente beeinflussen einander gegenseitig (z. B. erhöhte Blutungsneigung, die Wirkung von blutdrucksenkenden Mitteln wird erhöht oder vermindert, die Wirkung von Alkohol wird verstärkt etc.)
- Gewöhnungseffekte (z. B. keine, bei kurzdauernder Anwendung, nach längerer Einnahme etc.)
- Schwangerschaft und Stillzeit (z. B. über die Anwendung des Mittels in Schwangerschaft und Stillperiode kann nur der behandelnde Arzt entscheiden, es liegen keine

hinreichenden Daten zur Anwendung von ... bei Schwangeren vor, dieses Arzneimittel ist nicht zu empfehlen, wenn Sie stillen oder vorhaben, dies zu tun.)

- Überdosierung (z. B. es ist kein spezifisches Antidot für ... bekannt, die Behandlung erfolgt symptomatisch unter dauernder Beobachtung)
- besondere Warnhinweise zur sicheren Anwendung (z. B. Kontrollen von Blut, Leber und Niere bei länger dauernder Anwendung, Personen mit Sehstörungen sind von der Augenärztin zu überwachen, die Verkehrstüchtigkeit kann beeinträchtigt sein, im Fall einer Überdosierung ist der Arzt aufzusuchen etc.)
- Packungsgrößen (z. B. 30 und 50 Stück, 50 g, 100 ml etc.)
- Lagerungshinweise (z. B. trocken lagern, Lichtschutz erforderlich, nicht über 25 °C lagern etc.)
- Namenszusatz eines Medikaments: Dem Namen des Präparats ist eventuell ein Zusatz beigefügt, der auf die Zusammensetzung oder die Wirkungsweise des Medikaments hinweist:
  - mono oder uno: Es enthält nur einen einzigen Wirkstoff (z. B.: Noax® UNO, Myocardon mono®, Mono Mack®)
  - compositum oder plus: Es handelt sich um eine Kombination aus zwei oder mehreren Wirkstoffen (z. B.: Blopress 16 mg plus 12,5 mg, Cozaar plus 100/12,5 mg)
  - Depot, retard, long oder lente: Der oder die Wirkstoff(e) des Präparats werden langsamer freigesetzt, sodass die Wirkung länger anhält (den ganzen Tag lang oder bis zu 48 Stunden etc.) (z. B.: Madopar-Depot-Retardkapseln, Anafranil 75 retard)
  - Wirkstärkenzahl/Wirkstoffgehalt: bestimmt die Gewichtsangabe des enthaltenen Wirkstoffes, meistens in mg oder das Volumen in ml (z. B.: Carbamazepin Teva 400 mg retard, Procoralan 5 mg, Fentanyl Pfizer 25 µg/h transd. Pflast. 2,75 mg/Pfl., Fortecortin Inject 100 mg Ampullen)
  - mite oder minor: Die Wirksubstanzen sind gegenüber dem Ausgangspräparat um etwa 50 % reduziert (schwächere Konzentration) (z. B.: Acecomb mite®, Digimerck minor 0,07 mg)
  - forte: Es sind mehr Wirksubstanzen vorhanden als im Ausgangspräparat (stärkere Konzentration) (z. B.: ERYHEXAL-forte-Saft, GeloMyrtol forte®)
  - SL, akut (rasch eintretende Wirkung): Dies kennzeichnet die Geschwindigkeit (schnell – langsam), mit der ein Arzneiwirkstoff freigesetzt wird (Bioverfügbarkeit). Eine Tablette oder ein Teil einer Tablette wird schnell aufgelöst und bewirkt einen schnellen Wirkungseintritt. Bei SL-Tabletten wird der andere Teil langsam aufgelöst und bewirkt eine lange Wirkungsdauer (z. B.: Hepar-SL forte, ACC akut®).

WICHTIG!
Damit man sich jederzeit über das jeweilige Medikament informieren kann (z. B. Einnahmezeitpunkt, unerwünschte Wirkung), bleibt der Beipackzettel in der Medikamentenpackung, bis der Inhalt vollständig aufgebraucht ist!

Übung
Besorgen Sie sich vier Beipacktexte von Medikamenten, die Sie selbst zuhause haben oder die im Altenheim oder im Krankenhaus häufig verwendet werden. Eine Möglichkeit ist auch, sich Fachinformationen zu Medikamenten im Internet zu holen.

1. ______________________ 2. ______________________

3. ______________________ 4. ______________________

Gibt es Interaktionen mit Nahrungsmitteln, wie Wirkungsverstärkung oder -minderung?

1. ______________________ 2. ______________________

3. ______________________ 4. ______________________

Bei festen Arzneiformen: Dürfen diese gemörsert werden?

1. ______________________ 2. ______________________

3. ______________________ 4. ______________________

Sind die Arzneimittel für Kinder zugelassen?

1. ______________________ 2. ______________________

3. ______________________ 4. ______________________

Wie werden diese Medikamente ausgeschieden?

1. ______________________ 2. ______________________

3. ______________________ 4. ______________________

11 Arzneimittelgewöhnung und Substanzgebrauchsstörung (Abhängigkeit)

Die Begriffe *Substanzmissbrauch* und *Substanzabhängigkeit* werden häufig nicht mehr unterschieden, sondern als *Substanzgebrauchsstörungen* zusammengefasst. Indem der Abhängigkeitsbegriff nicht mehr verwendet wird, soll eine Entstigmatisierung der Betroffenen erreicht werden.
In einem aktuellen Klassifikationssystem der Psychatrie (Diagnostic and Statistical Manual of Mental Disorders DSM-5, American Psychatric Association 2015) werden 11 Kriterien für eine Substanzgebrauchsstörung aufgelistet (Fachstelle für Suchtprävention 2016):

- Kriterien der beeinträchtigten Kontrolle:
  - höherer oder länger anhaltender Konsum als ursprünglich beabsichtigt
  - fehlgeschlagene Versuche, den Konsum zu reduzieren oder zu beenden
  - hoher Zeitaufwand für den Konsum, die Beschaffung der Substanz oder zur Erholung von der Wirkungsweise
  - intensives Verlangen nach der Substanz („Craving")
- Kriterien der sozialen Beeinträchtigung:
  - anhaltender Konsum trotz Vernachlässigung von Verpflichtungen
  - anhaltender Konsum trotz des Auftretens von zwischenmenschlichen Konflikten
  - Einschränkung und Aufgabe verschiedener Aktivitäten (Beruf, soziale Kontakte, Hobbys etc.) aufgrund des Konsums
- Kriterien des riskanten Konsums:
  - Einnahme der Substanz in Situationen mit einhergehender körperlicher Gefährdung
  - fortgesetzte Einnahme der Substanz trotz bestehender oder wiederauftretender körperlicher oder psychischer Symptome, die durch den Konsum ausgelöst wurden
- Pharmakologische Kriterien:
  - Toleranzentwicklung (gesteigerte Dosis der Substanz, um die gewünschte Wirkung zu erzielen)
  - Auftreten von Entzugssymptomen beim Absetzen der Substanz

Es gibt eine Vielzahl von Stoffen, die zu keiner Abhängigkeit führen, die aber trotzdem nicht mehr bestimmungsgemäß, sondern ohne medizinische Notwendigkeit häufiger oder in höherer Dosierung eingenommen werden. Z. B.: Laxanzien, Diuretika, Antazida, H1-Antihistaminika, vasokonstriktorische Rhinologika (Nasentropfen), Steroide oder Hormone, Phytotherapeutika etc.
Prinzipiell ist ein problematischer Gebrauch mit jeder Substanz möglich.

Übung – Kreuzworträtsel
Ein Rätsel zu den Kapiteln 1, 4, 11 und 15 finden Sie auf S. 56.

12 Umgang mit Medikamenten

Die Verordnung eines Medikaments ist immer Aufgabe der Ärztin. Ungenaue oder eigenmächtige Verabreichung jeglicher Medikamente können dem Patienten schaden. Die Verabreichung von Medikamenten ist eine äußerst verantwortungsvolle Aufgabe, die die ganze Aufmerksamkeit und Gewissenhaftigkeit des Pflegepersonals beansprucht. Neben dem diplomierten Gesundheits- und Krankenpflegepersonal werden auch Pflegeassistenten und Pflegefachassistentinnen sowie Altenfachbetreuer an dieser Verantwortung beteiligt. Arzneimittel dürfen nur auf ausdrückliche Anweisung der zuständigen Ärztin oder des gehobenen Dienstes für Gesundheits- und Krankenpflege bzw. von der Pflegefachassistenz selbstständig, von der Pflegeassistenz unter Aufsicht verabreicht werden.

Sonderfall Bedarfsverordnung

Bedarfsmedikamente werden nicht regelmäßig, sondern bei bestimmten Symptomen oder in bestimmten Situationen eingenommen (z. B. Schmerzmittel, Schlafmittel). Eine Bedarfsmedikation muss von der Ärztin schriftlich angeordnet werden.

Inhalte der Anordnung:

- Name des zu verabreichenden Arzneimittels
- Darreichungsform
- Einzeldosis und Höchstdosis in 24 Stunden
- genaue Beschreibung der Symptome oder der Situationen, in der das Medikament gegeben werden soll
- Häufig ist auch das Erlöschen der Bedarfsmedikation angegeben (z. B. die Verordnung gilt für die medikamentöse Schmerztherapie im Aufwachraum, wird der Patient auf die Station verlegt, erlischt diese).

13 Aufbewahrung und Lagerung

Die ordnungsgemäße Aufbewahrung von Medikamenten trägt dazu bei, Fehler und Zwischenfälle bei der Behandlung mit Medikamenten zu vermeiden. Prinzipiell müssen alle Medikamente unter Verschluss aufbewahrt werden. Es muss gewährleistet sein, dass unbefugte Personen keinen Zugriff haben. Die Medikamente müssen übersichtlich geordnet und verwahrt werden. Dies kann erfolgen durch:

- alphabetische Reihenfolge
- Indikation
- Applikationsart

13.1 Aufbewahrungsorte

Medikamentenschrank

- muss verschlossen sein – nur Befugte haben Zutritt
- regelmäßige Reinigung
- Ordnung
- minimale Vorratshaltung – Kosten beachten
- nur jeweils eine Packung desselben Medikaments darf angebrochen sein
- evtl. Medikament beim Öffnen kennzeichnen
- mit Anbruchdatum versehen (Augentropfen, Durchstichampullen)
- Ablaufdatum beachten
- neu gelieferte Medikamente werden hinter noch vorhandene Bestände in den Schrank geräumt
- Lagerungshinweise beachten
- Medikamente dürfen nie umgefüllt werden
- Packungsinhalte dürfen nicht vermischt werden
- Lagerung bei Zimmertemperatur (25 °C)

Medikamentenkühlschrank

- darf nur zur Lagerung von Medikamenten verwendet werden
- geeichtes Thermometer muss sich im Kühlschrank befinden
- Temperatur muss 2x tägl. abgelesen und protokolliert werden (EU-Vorschrift)
- 2–8 °C

Medikamente, die unter das Suchtgiftgesetz fallen, werden – getrennt von den anderen Arzneimitteln – verschlossen aufbewahrt.

Suchtgiftschrank
- extra verschließbarer Schrank
- der Schlüssel muss immer von der verantwortlichen Person am Körper getragen werden
- Übernahme des Schlüssels wird mit Unterschrift bestätigt
- bei Übernahme ist der Bestand zu kontrollieren
- jedes entnommene Medikament muss im Suchtgiftbuch vermerkt werden

> **WICHTIG!**
> Auch zerbrochene Ampullen sind zu vermerken!

Folgende Angaben müssen vermerkt werden:
- Art und Dosierung des Medikamentes
- Anwendungsform (Ampullen, Schmerzpflaster)
- Name des Patienten
- Name und Unterschrift der verordnenden Ärztin
- Datum der Verabreichung

13.2 Lagerungshinweise

Lagerungshinweise sind auf der Verpackung angegeben und unbedingt einzuhalten. Die richtige Lagerung ist entscheidend für die Haltbarkeit und Stabilität der Medikamente.

Veränderungen durch Licht
„Vor Licht schützen", „lichtempfindlich" bedeutet: Das Medikament ist nicht lichtbeständig, deshalb
- Lagerung in der Originalpackung
- Flaschen aus braunem Glas verwenden
- Lichtschutzsäckchen für Infusionen
- vor direkter Sonneneinstrahlung schützen
- eigene Spritzen verwenden
- unmittelbar vor Gebrauch herrichten

Lagertemperatur beachten
„Kühl lagern", „lagern bei +2 ° bis +8 °C", „Lagern bei Zimmertemperatur" (25 °C):
- Entnahme unmittelbar vor Verabreichung
- gekühlte Medikamente nach Verabreichung sofort wieder in den Kühlschrank geben

Feuergefährlich

Brennbare Flüssigkeiten (Alkohol, Wundbenzin, Azeton) müssen mit besonderer Sorgfalt gelagert werden:

- verschlossen in eigenen Behältern
- Kennzeichnung durch Flammensymbol auf der Flasche
- nie in der Nähe von Heizkörpern oder Flammen
- möglichst an einem kühlen Ort

Vorsicht Gift!

Stoffe mit dieser Kennzeichnung müssen extra gelagert werden, um Verwechslungen zu vermeiden.

Haltbarkeit

Alle Arzneimittel sind mit einem Ablaufdatum versehen.

> **WICHTIG!**
> Regelmäßige Kontrollen des Ablaufdatums unbedingt erforderlich!

Arzneimittel können sich verändern oder verderben durch Einfluss von:

- Sauerstoff
- Licht
- Temperatur
- Feuchtigkeit
- Bakterien

Die Medikamente müssen daher regelmäßig auf Ablaufdatum und Veränderungen überprüft werden:

- Verfärbungen
- Geruchsveränderungen
- Suspensionen, die sich nicht aufschütteln lassen
- Trübungen von sonst klaren Flüssigkeiten
- Kristallbildungen
- Verunreinigungen von Flüssigkeiten, z. B. Infusionen, Durchstichampullen
- Wachstum von Schimmel
- Ab- und Ausscheidungen von Flüssigkeiten, z. B. bei Cremes, Salben
- Veränderungen der Konsistenz, z. B. Zäpfchen
- mechanische Beschädigung, z. B. zerbröselte Tabletten, Dragees mit Rissen in der Hülle
- Gärung von Flüssigkeiten

- mechanische Beschädigung (Haarrisse) in Ampullen und Infusionsflaschen: sie sind ein Eintrittsweg für Mikroorganismen – Infektionsgefahr!

> **WICHTIG!**
> Bei Unsicherheit bezüglich Veränderung in der Apotheke nachfragen. Im Zweifelsfall nie verabreichen!

13.3 Entsorgung von Medikamenten

Unbrauchbar gewordene Arzneimittel werden der Apotheke zur Entsorgung zurückgegeben, da viele der Medikamente als Sondermüll gelten und entsprechend zu entsorgen sind, z.B. bei Ablauf des Verfalldatums, bei Arzneimitteln, die nicht mehr gebraucht werden etc.

14 Vorbereiten der Medikamente

Medikamente werden meist einmal täglich für alle Patientinnen einer Station vorbereitet. Vorzugsweise werden die oral einzunehmenden Medikamente in Dispenser verteilt, die mit Namensetiketten versehen sind. Nicht gebrauchte Medikamente dürfen nie in die Medikamentenschachtel zurückgegeben werden.
Vor dem Umgang mit Medikamenten ist eine Händedesinfektion durchzuführen!

14.1 Austeilen von Medikamenten

Das Austeilen der Medikamente erfolgt nach den Sicherheitskriterien der 10-R-Regel zur qualitätsgesicherten Medikamentenabgabe (Institut Averosa®):

- *Richtiger Name:* Der Name des Patienten muss mit dem auf dem Verordnungsblatt übereinstimmen. Achtung bei Namensgleichheiten! Kennt man den Patienten nicht, muss man sich durch Rückfragen vergewissern.
  - *Richtige Versicherungsnummer:* Verwendung zur Kontrolle im Altenheim, im Behindertenbereich etc.
- *Richtiges Medikament:*
  - Kontrolle beim Griff nach dem Medikament
  - Kontrolle bei Entnahme des Medikaments
  - Kontrolle beim Zurückstellen des Medikamentenbehälters
- *Richtige Dosierung:* Viele Medikamente gibt es in unterschiedlichen Dosierungen und Konzentrationen.
- *Richtiger Zeitpunkt:* Dieser ist je nach Art des Arzneistoffes unterschiedlich.
- *Richtige Verabreichung (Richtige Applikationsart/-stelle):*
  Orale, rektale, parenterale und lokale Anwendung. Pflegepersonen müssen sich vergewissern, dass der Patient bzw. die Heimbewohnerin in der Lage ist, die Medikamente selbstständig und ordnungsgemäß einzunehmen.
- *Richtige Anwendungsdauer:* z. B.: Antibiotikaeinnahme nicht vorzeitig beenden, da es ansonsten zur Resistenzbildung kommen kann.
- *Richtige Aufbewahrung:*
  - Entsprechend dem Beipacktext oder der Schachtelaufschrift aufbewahren, z. B. Lichtschutz erforderlich
- *Richtiges Risikomanagement:* z. B. Beachten von Nebenwirkungen, Wechselwirkungen und Allergien, Wirkungen von Polypharmazie, unbeabsichtigte Gabe/Einnahme eines falschen Medikamentes
- *Richtige Dokumentation:* Handzeichen der Pflegekraft zur Sicherung der Rückverfolgbarkeit.
- *Richtige Entsorgung:* z. B. nicht im Hausmüll entsorgen; besondere Entsorgungsrichtlinien bei Zytostatika beachten.

Das Befüllen der Dispenser erfordert Ruhe und Konzentration und sollte möglichst ohne Ablenkung durchgeführt werden!

Personelle Fehlerquellen:
- Nachtdienst ordnet die Medikamente in den Dispenser, Tagdienst teilt diese aus
- falsches Medikament wird eingeordnet
- Dispenser wird von der Pflegeperson vertauscht
- Ablenkung während dieser Tätigkeit

Auch kann nicht allen Patientinnen der Dispenser gegeben werden, denn:
- manche Patienten schlucken alles auf einmal
- manche Patientinnen vergessen, die Medikamente einzunehmen
- nicht alle Patienten verstehen, wann und wie die verschiedenen Arzneien einzunehmen sind

14.2 Information des Patienten oder der Patientin

Patientinnen haben ein Recht darauf, zu wissen, warum sie ein Medikament bekommen. Je besser ein Patient informiert ist, desto besser sind seine Akzeptanz und Mithilfe. Über Indikation, Wirkung und Nebenwirkungen eines Medikaments informiert die Ärztin. Das Pflegepersonal klärt über die richtige Einnahme auf. Lehnt ein Patient die Einnahme ab, so darf er nicht gezwungen werden. Die Ärztin ist zu verständigen und der Vorfall im Pflegebericht zu dokumentieren. Klagt ein Patient im Zusammenhang mit der Medikamenteneinnahme über Beschwerden, so muss die Ärztin verständigt und müssen auftretende Symptome dokumentiert werden.

15 Möglichkeiten der Verabreichung von Medikamenten

15.1 Orale Applikation

Die Arzneimittelaufnahme erfolgt durch den Mund. Durch die leichte Handhabung ist sie die häufigste Applikationsart. Resorption, Wirkung und Verträglichkeit können durch den Zeitpunkt der Verabreichung beeinflusst werden:

- Normalerweise werden Arzneimittel zu den Mahlzeiten eingenommen (bessere Verträglichkeit).
- Werden Medikamente eine halbe Stunde vor dem Essen eingenommen, so erfolgt die Resorption schneller und vollständiger.
- Manche Arzneimittel erfordern aufgrund ihrer Wirkung spezielle Verabreichungszeiten.
- Medikamente und Nahrungsmittel können sich gegenseitig hemmen.

15.2 Rektale Applikation

Suppositorien (Zäpfchen)

Zäpfchen sind einzeln dosierte Arzneizubereitungen, die zum Einführen in den Enddarm bestimmt sind. Bei Körpertemperatur schmilzt die Trägersubstanz und der Wirkstoff wird frei.

- lokale Wirkung, z. B. Hämorrhoidal-Zäpfchen
- systemische Wirkung (den ganzen Körper betreffend), z. B. Analgetika, Spasmolytika

Vorteile:

- Schonung des Magen-Darm-Traktes, geeignet bei magenempfindlichen Personen und bei Patienten mit Erbrechen
- Anwendung bei Patientinnen mit Schluckstörungen (Kinder, ältere Menschen)

Nachteile:

- die Resorption der Wirkstoffe lässt sich nicht exakt vorhersagen (sehr individuell)
- wird von vielen Patienten als unangenehm empfunden
- Eingriff in die Intimsphäre

Zäpfchen mit niedrigem Schmelzpunkt müssen im Kühlschrank gelagert werden!

Vorbereitung:

- Handschuhe, Nierentasse
- Information des Patienten – abklären, ob er die Verabreichung selber durchführen möchte

- im Anschluss dem Patienten Möglichkeit zum Händewaschen geben
- Lagerung des Patienten
- Intimsphäre beachten!
- Zäpfchen für Hämorrhoidenbeschwerden weniger weit einführen

Klistiere, Rektiolen (Miniklistiere)
sind flüssige Zubereitungen für die Verabreichung im Enddarm.

Verabreichung:
- Spitzen evtl. einfetten
- Klistiere nach der Entleerung in zusammengedrücktem Zustand entfernen
- bei Salbentuben den Inhalt erst nach dem Einführen beim Herausziehen ausdrücken

Vaginale Applikation
Ovula, Zäpfchen, Vaginaltabletten. Sie sind zum Einführen in die Scheide bestimmt.

Verabreichung:
- Patientin informieren
- abklären, ob sie es selber verabreichen möchte
- Handschuhe, Vorlagen (zum Wäscheschutz) vorbereiten
- evtl. ist ein Applikator notwendig
- Intimsphäre wahren!

WICHTIG!
- vor Verabreichung die Toilette aufsuchen lassen
- Ovula möglichst tief in die Scheide einführen
- vorzugsweise vor dem Schlafen verabreichen, die Patientin sollte nicht mehr aufstehen

15.3 Perkutane Anwendung

Hier wird der Wirkstoff über die Haut eingebracht. Die Anwendung erfolgt lokal (Hauterkrankungen, Blutergüsse, Entzündungen). Die enthaltenen Wirkstoffe erreichen in der Regel nur die obere Hautschicht.

Salben
Salben sind streichfähige Zubereitungen zum Auftragen auf die Haut, dazu gehören Salbengrundlagen (z. B. Vaseline, Eucerin, Paraffin, Wachse, pflanzliche Fette und Öle), aber auch alle W/O (Wasser in Öl)-Emulsionen (z. B. Ultrabas®, Lanolin ...). Diese Zube-

reitungen fühlen sich fett an und sind schwer abzuwaschen (z. B. Wund- und Heilsalben, Hautschutz- und Decksalben).

Cremes

Dabei handelt es sich um O/W (Öl in Wasser)-Emulsionen (z. B. Ultrasicc®, Neriderm®-Creme). Cremes sind Zubereitungen, die sich nicht fett anfühlen und leicht abzuwaschen sind.

Emulsionen

Emulsionen sind Mischungen aus zwei von Natur aus nicht miteinander mischbaren Flüssigkeiten. Ein Zusatz von Emulgatoren (= Tensid) bewirkt, dass Flüssigkeiten wie z. B. Öl und Wasser fein vermengt werden und eine Emulsion bilden.

Pasten

Pasten haben einen hohen Feststoffanteil, sie wirken austrocknend und aufsaugend.

Gele

Gele bestehen aus einer geringen Menge Gelbildner und Wasser. Durch die Verdunstung des Wassers auf der Haut haben Gele einen guten Kühleffekt.

> **WICHTIG!**
> Tragen Sie Handschuhe beim Auftragen von Zubereitungen auf die Haut:
> - zum Selbstschutz (bei jeder Verabreichung an einen Patienten gelangen geringe Mengen des Inhaltsstoffes über unsere Hände in unseren Organismus)
> - aus hygienischen Gründen

15.4 Anwendung an den Schleimhäuten

Nasentropfen

- Dauer der Anwendung nach ärztlicher Anordnung
- vor der Applikation Nase reinigen
- Pipette oder Fläschchenspitze zusammengedrückt aus der Nase entfernen (Sekret verunreinigt sonst das Medikament)
- nicht länger als drei Monate nach Anbruch verwenden

Augentropfen

Augentropfen sind sterile Lösungen, die zur Anwendung am Auge bestimmt sind. Wässrige Augentropfen zur mehrmaligen Anwendung sind konserviert und nach Anbruch höchstens vier Wochen haltbar.

Verabreichung:
- Kopf nach hinten neigen
- mit einem Zellstofftupfer Unterlid nach unten ziehen
- ein Tropfen genügt, mehr kann das Auge nicht aufnehmen
- das Auge mit der Pipette nicht berühren

Ölige Augentropfen und Augensalben haften länger im Auge:
- sie behindern die Sicht
- sie werden daher hauptsächlich nachts angewendet
- ein 1 cm langer Salbenstrang wird zwischen Auge und Unterlid eingebracht

Ohrentropfen

Arzneiform zum Einbringen in den Gehörgang (z. B. schmerzstillend).

Verabreichung:
- Ohrentropfen müssen vor der Verabreichung angewärmt werden (handwarm)
- Kopf seitlich neigen
- leichtes Nach-unten-Ziehen des Ohrläppchens begradigt den Gehörgang
- einen Tropfen einbringen
- Kopf noch kurz seitlich geneigt lassen
- Haltbarkeit der Tropfen höchstens sechs Monate

Für jede Patientin wird ein eigenes Fläschchen verwendet.

15.5 Verabreichung über Magensonde

Bei Patienten mit liegender *Perkutaner Ernährungssonde* (PEG) werden auch die nötigen Medikamente über die Sonde verabreicht. Bevorzugt sollte eine Verordnung von Medikamenten in flüssiger Form als Saft, Tropfen, Suspension oder Lösung erfolgen. Auch Pulver oder Brausetabletten können über die Sonde problemlos verabreicht werden. Zusätzlich eignen sich Zubereitungen wie Schmelz- oder Quick-Solve-, Bukkal- und Sublingualtabletten, da diese bereits im Mund zerfallen und über die Mundschleimhaut aufgenommen werden.
Bei anderen Medikamenten muss geprüft werden, ob diese zerkleinert, aufgelöst und mit etwas Wasser durch die Sonde in den Magen eingebracht werden dürfen. Allerdings können viele Medikamente nicht gemörsert, geöffnet (Kapseln) oder aufgelöst werden, ohne dass sie ihre Wirkung verändern oder verlieren.

Bitte beachten:

Depot- oder Retardtabletten geben ihren Wirkstoff nach und nach ab. Durch Zerreiben im Mörser wird der gesamte Wirkstoff auf einmal freigesetzt, es kann zu Nebenwirkun-

gen durch Überdosierung kommen und außerdem wird die Wirkdauer verkürzt.
Medikamente bestehen aus einer genau berechneten Zusammensetzung von Wirkstoffen und Hilfsstoffen. Die Mischung und gemeinsame Auflösung kann zu Reaktionen und Veränderung der Inhaltsstoffe führen. Werden mehrere gelöste Medikamente gemischt, können diese neue chemische Verbindungen eingehen und die beabsichtigte Wirkung tritt nicht mehr ein.
Dragees und Filmtabletten, die mit einem magensaftbeständigen Überzug versehen sind, dürfen nicht zerkleinert werden, da der Wirkstoff entweder den Magen stark reizen oder durch die Magensäure zerstört werden kann. Auch Kapseln dürfen nicht geöffnet werden, wenn die Hülle magensaftresistent beschaffen ist.

WICHTIG!
Im Beipackzettel findet man Informationen, ob ein Arzneimittel zerkleinert werden darf oder nicht.
In vielen Krankenhäusern gibt es von den dortigen Apotheken Listen von Medikamenten, die man zerkleinern darf.

- Bereiten Sie die Medikamente erst kurz vor der Applikation vor.
- Werden Medikamente gelöst, erfolgt dies in 15–30 ml Wasser.
- Verabreichen Sie jedes Medikament einzeln und spritzen Sie jeweils 10 ml Wasser nach.
- Mischen Sie Medikamente nie mit Sondennahrung. Die Mischung kann verklumpen und die PEG verstopfen.
- Spülen Sie die Sonde nach Beendigung der gesamten Medikamentengabe mit 50 ml Wasser. So stellen Sie sicher, dass keine Reste in der Sonde verbleiben, die diese verkleben könnten.

Übung
Nach einem Schlaganfall besteht bei Herrn Josef K., 76 Jahre, eine dauerhafte Schluckstörung. Er bekommt deshalb eine PEG-Sonde gesetzt. Täglich bekommt er, auf ärztliche Verordnung, über die PEG-Sonde folgende Arzneimittel:
- Cymbalta® 60 mg morgens und Cymbalta® 30 mg mittags
- Seroquel® 100 mg abends
- Tramal retard® 100 mg morgens und abends
- Omeprazol-ratiopharm SK® 20
- Xarelto® 10 mg Tabletten mittags

Zu welchen Arzneimittelgruppen gehören die einzelnen Medikamente? Tragen Sie diese bitte ein:

Beschreiben Sie, wie Sie die oben genannten Medikamente einzeln vorbereiten und verabreichen.

Dürfen diese Medikamente zermörsert oder gelöst werden oder benötigen Sie eine andere Zubereitung des Medikamentes, da dieses nicht über die Sonde verabreicht werden kann? (Im folgenden Link finden Sie Informationen zur Teilbarkeit/Zermörserung/Magensondengabe von Medikamenten:
https://www.ksa.ch/sites/default/files/cms/spitalpharmazie/docs/teilbarkeit_von_medikamenten-spitalapotheke-ksa.pdf)

15.6 Parenterale Verabreichung

Dies ist die Verabreichung von Arzneistoffen unter Umgehung des Magen-Darm-Traktes. Der schnellste Wirkungseintritt erfolgt bei Injektionen in die Blutbahn.

Intravenöse Injektion (i. v.): Der Wirkstoff wird direkt in die Blutbahn gebracht, es kommt zu einem sehr raschen Wirkungseintritt.
Intramuskuläre Injektion (i. m.): Der Wirkstoff wird in den Muskel gespritzt.
Subkutane Injektion (s. c.): Der Wirkstoff wird in das Unterhautgewebe gespritzt (z. B. Heparin, Insulin).
Intrakutane Injektion: Kleine Mengen von Arzneimitteln werden in die oberste Hautschicht (Epidermis) gespritzt (z. B. Allergieprobe).
Intravenöse Infusionen: Spezielle Lösungen werden über das venöse Gefäßsystem infundiert.

Infusionslösungen müssen absolut steril und frei von fiebererzeugenden Substanzen (Pyrogenen) sein.
Die Anordnung über die Verabreichung einer Infusion erfolgt nur durch die Ärztin und muss schriftlich ergehen. Die Durchführung einer Infusion kann nur an den gehobenen Dienst für Gesundheits- und Krankenpflege übertragen werden.

Vorbereitung einer Infusion

Die verordnete Lösung wird unmittelbar vor dem Gebrauch vorbereitet:

- Hände desinfizieren
- Lösung auf sichtbare Veränderungen prüfen (z. B. Trübung), Ablaufdatum kontrollieren
- Verschluss der Flasche entfernen
- Infusionsbesteck öffnen und den Dorn unter Wahrung der Sterilität durch den Gummiverschluss stechen
- Rollerklemme schließen, die Flasche auf den Kopf stellen und die Tropfenkammer etwa zur Hälfte füllen
- Flasche hochhalten oder auf den Infusionsständer hängen und die Rollklemme öffnen
- Jetzt wird das ganze System luftfrei gefüllt, Rollklemme schließen

Bei liegender Kanüle die Punktionsstelle auf Rötung, Schwellung oder Schmerzhaftigkeit kontrollieren. Diese Veränderungen können Hinweise auf Venenentzündungen oder beginnende Venenthrombosen sein. Die Kanüle muss in diesem Fall erneuert werden.
Wenn einige Milliliter der Infusionslösung verabreicht sind, ist eine neuerliche Kontrolle der Punktionsstelle durchzuführen, um im Gewebe fließende Flüssigkeit zu erkennen. Ist eine Schwellung zu beobachten, ist die Rollklemme sofort zu schließen. Auch hier muss die Kanüle entfernt und erneuert werden.

Nach dem Entfernen einer Kanüle muss die Punktionsstelle für einige Minuten mit einem trockenen Zellstofftupfer komprimiert werden.
Das Spülen einer Kanüle darf nur durch die Ärztin oder durch den gehobenen Dienst für Gesundheits- und Krankenpflege erfolgen. Nach dem Entfernen einer Kanüle muss die Punktionsstelle für einige Minuten mit einem trockenen Zellstofftupfer komprimiert werden.
Das Spülen eines periphervenösen Gefäßzuganges muss unter strikter Einhaltung der hygienischen Richtlinien entsprechend der gültigen Pflegestandards erfolgen.
Häufig werden dazu fertig abgepackte Spülsysteme verwendet, die für die Anwendung im sterilen Bereich konzipiert sind. Die Spritzen sind mit steriler Kochsalzlösung gefüllt und eignen sich zum Spülen intravenöser Katheter.

Sterile Spüllösungen:
z. B. Omniflush® NaCl Fertigspritze 10 ml, PosiFlush® XS Spülsystem 5 ml, Praxiject® NaCl 0,9% Fertigspritze 10 ml

Übung – Kreuzworträtsel

Ein Rätsel zu den Kapiteln 1, 4, 11 und 15 finden Sie hier.

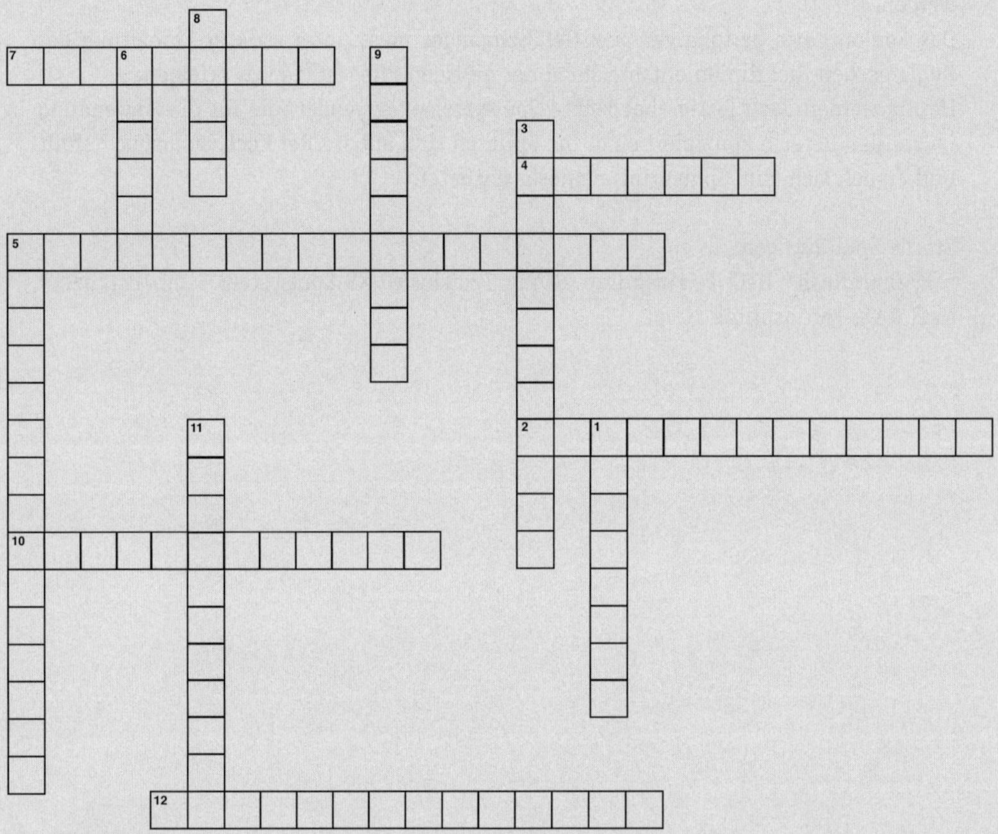

Horizontal →

2: Synonym zu Arzneimittellehre

4: Hilfsstoff zur Arzneimittelzubereitung

5: Welche Tablette wird unter die Zunge gelegt?

7: Synonym zu Arzneimittel

10: Synonym zu Medikament

12: Welche Tablette setzt ihren Wirkstoff verzögert frei?

Vertikal ↓

1: Welche Medikamentenzubereitung gelangt bis in die Lunge?

3: Ein Beispiel von Rhinologika

5: Welche Tablette zerfällt im Mund sofort?

6: Wie werden Suppositorien angewendet?

8: Wie heißt eine relativ feste Salbe mit hohem Pulveranteil?

9: Wie heißt ein Stoff, der die tatsächliche Erkrankung beeinflusst?

11: Wie heißt die Lehre von Giften?

16 Laxanzien (Abführmittel)

Laxanzien führen zu einer beschleunigten Stuhlentleerung.

Indikation:
- Darmentleerungen vor OP und Darmuntersuchungen
- Hämorrhoiden (schmerzhafte Stuhlentleerung)
- medikamentenbedingte Obstipation (Antazida)

Nebenwirkungen:
- Elektrolyt- und Wasserverluste
- schlechte Resorption von Medikamenten
- Gewöhnungseffekt

Laxanzien gehören vor allem bei älteren Menschen zu den am meisten missbräuchlich verwendeten Arzneimitteln.

Folgende Arten von Laxanzien gibt es:
Quellstoffe quellen unter Aufnahme von viel Wasser auf und verursachen durch das große Volumen an Darminhalt den Stuhlentleerungsreiz (Leinsamen, Weizenkleie, indischer Flohsamen, Agaffin®). Der Wirkungseintritt erfolgt 8–10 Stunden nach der abendlichen Einnahme, daher ungestörte Nachtruhe. Bei Einnahme tagsüber verkürzt sich der Wirkungseintritt auf 4–6 Stunden. Wichtig: Die Einnahme muss mit viel Wasser erfolgen!

Gleitmittel bewirken, dass der Stuhl den Darm leichter passieren kann (Glyzerinzäpfchen). Der Wirkungseintritt erfolgt innerhalb weniger Minuten bis zu 1 Stunde.

Die Inhaltsstoffe **salinisch wirkender Laxanzien** sind Salze, die durch Wasseranziehung das Darmvolumen erhöhen (Bittersalz, Glaubersalz). Es erfolgt ein sehr rascher Wirkungseintritt, weshalb sie nur tagsüber verabreicht werden dürfen. Führt zu sehr flüssigen Stühlen. Wichtig: Genügend Flüssigkeit trinken!

Bei **Reizmitteln der Darmschleimhaut** wird durch die starke Reizwirkung auf die Schleimhaut des Darms die Peristaltik angeregt. Dies wird manchmal als schmerzhaft empfunden.
Pflanzliche Stoffe, die auf den Dickdarm wirken (Sennesblätter, Faulbaumrinde, Aloe, Rhabarber), führen zu einem hohen Gewöhnungseffekt des Darmes und zu großem Salzverlust. Durch diese Pflanzenstoffe kann es zu einer rötlichen Verfärbung des Harns kommen. Der Wirkungseintritt erfolgt 8–10 Stunden nach der Einnahme pflanzlicher Reizmittel, nach 4–6 Stunden bei synthetischen Reizmitteln (Dulcolax®, Laxoberal®). Rizinusöl ist stark wirksam und wirkt bereits nach 1–4 Stunden.

Zur Behandlung von Obstipation wird **Macrogol** 3350 oder auch 4000 als Medizinprodukt angewendet (z. B. Movicol®, MolaxoleTM®). Macrogole sind große, zusammengesetzte Moleküle (Polymere), an die sich Wassermoleküle anlagern. Die hinter dem Wirkstoffnamen stehende Ziffer bezeichnet das Molekülgewicht (z. B. Macrogol 4000). Das gebundene Wasser wird durch den gesamten Verdauungstrakt bis in den Darm transportiert und kann dort auf diese Weise den verhärteten Stuhl aufweichen. Zusätzlich erfolgt durch die Volumenvergrößerung des Stuhls ein erhöhter Druck auf die Darmwand, was wiederum die natürliche Darmperistaltik anregt. Ein Gewöhnungseffekt tritt nicht ein, da das Macrogol den Darm unverändert passiert und nicht resorbiert werden kann. Der Wirkungseintritt ist abhängig von der zugeführten Menge der Macrogol-Lösung und erfolgt nach 2–10 Stunden.

WICHTIG!

Es kann zu einer verzögerten Aufnahme von Medikamenten/Wirkstoffen kommen, wenn diese gleichzeitig mit Macrogol eingenommen werden. Es wird daher empfohlen, den entsprechenden Wirkstoff nicht gleichzeitig, sondern etwa zwei Stunden vorher einzunehmen.

17 Antidiarrhoika

Antidiarrhoika sind Medikamente zur Behandlung von Durchfall unterschiedlicher Ursache. Bei Durchfällen nimmt der Darm die Mineralsalze nicht mehr auf und der Stuhl wird nicht mehr eingedickt. Daraus resultieren massive Flüssigkeits- und Elektrolytverluste.

Orale Rehydrationslösung

Sie ersetzt die verlorengegangene Flüssigkeit und die verlorengegangenen Elektrolyte.

WHO-Trinklösung:
20 g Glukose
2,5 g Natriumhydrogencarbonat (HCO_3)
3,5 g Natriumchlorid
1,5 g Kaliumchlorid

Zusammen aufgelöst in 1 Liter Wasser ergibt dies eine hypotone Lösung, die eine maximale Resorption und Rehydration bewirkt.

Medikamente:
Normolyt®, Normhydral®, Lytomed®

Im Notfall kann folgendes Getränk selbst hergestellt werden:
8 Teelöffel Zucker
¾ Teelöffel Salz (Kochsalz = Natriumchlorid)
½ l Orangensaft (enthält etwa 0,8 g Kalium)
½ l Mineralwasser (enthält bis zu 20 mmol HCO_3)

Die Trinkmenge sollte etwa 40 ml/kg Körpergewicht (KG) innerhalb von 24 Stunden betragen (z. B. bei 75 kg KG drei Liter pro Tag).

Peristaltik-Hemmer

Peristaltik-Hemmer regulieren die gesteigerte Aktivität im Dünndarm und vermindern damit die Anzahl der Entleerungen (symptomatische Behandlung).

Wirkstoff: Loperamid

Medikamente:
Enterobene®, Imodium®, Imodium akut Kapsel/Lingual/Softkapsel, Normakut®

Probiotika

Mithilfe von Probiotika wird der Wiederaufbau der natürlichen Keimbesiedelung des Darmtraktes unterstützt.

Medikamente:
Bioflorin®, Omniflora N®

Pflanzliche Arzneimittel

Kohle (z. B. Aktivkohle) bindet im Darm Schadstoffe wie Bakterien, Bakteriengifte und andere Toxine.

Z. B. Kohle-Tabletten® 250 mg, Kohle-Compretten®

> **WICHTIG!**
> Andere Arzneimittel im Abstand von mindestens zwei Stunden verabreichen, da es auch zu Wirkungsverminderung von Medikamenten oder oralen Verhütungsmitteln kommen kann.

Pektin

Chemisch besteht Apfelpektin aus einer langen Kette von Kohlenhydrat-Molekülen. In Verbindung mit Wasser wird sie zu einer gelartigen Lösung mit sehr großer Oberfläche und einer guten Fähigkeit sich auszubreiten. Auf diese Weise wird eine mechanische Schutzschicht an der Darmwand erzeugt, sodass schädigende Einflüsse wie beispielsweise Bakteriengifte nicht mehr an die Darmwandzellen gelangen.

Z. B. Apfelpektin, Apfel mit Schale reiben und dann ca. 15 Minuten stehen lassen. Anschließend die Apfelmasse löffelweise zuführen.

Apfelpektin wird in der Lebensmittelindustrie als natürliches Geliermittel eingesetzt (Geliermittel: Pektin aus Äpfeln E440).

Gerbstoffe

Gerbstoffe verändern die Struktur der Eiweiße und machen sie damit funktionslos (Denaturierung). Bei Anwendung der Gerbstoffe im Magen-Darm-Trakt kommt es zu einer oberflächlichen Verdichtung der erkrankten Darmschleimhaut, dadurch wird weniger Wasser in den Darm abgegeben und der Darminhalt nimmt wieder eine normale, festere Form an.

Z. B. getrocknete Heidelbeeren, Schwarztee (10 Minuten ziehen lassen), Tannine im Eichenrindentee, Tannalbin®-Tabletten

Quellstoffe

Quellstoffe wirken stuhlregulierend und werden sowohl bei Obstipation als auch bei Diarrhoe eingesetzt. Bei Diarrhoe binden sie Wasser und verfestigen damit den Stuhl.

Z. B. Flohsamenschalen, Mucofalk®

18 Wirkstoffe gegen Infektionskrankheiten

18.1 Antibiotika

Sie dienen zur Behandlung von Erkrankungen, die durch Bakterien verursacht wurden. Die einzelnen Antibiotika wirken unterschiedlich auf die verschiedenen Krankheitserreger. Wirken sie gegen viele verschiedenartige Keime, spricht man von Breitbandantibiotika.

WICHTIG!
- Anwendung darf nur nach strenger Indikationsstellung erfolgen
- entsprechende Behandlungsdauer einhalten (Resistenzgefahr!)
- regelmäßige, genaue Einnahme einhalten

Bakterizide Wirkung
Die vorhandenen Keime werden direkt vernichtet.

Bakteriostatische Wirkung
Die Keimvermehrung wird gehemmt, die vorhandenen Keime müssen von der körpereigenen Abwehr überwunden werden. Außerdem gibt es Unterschiede in den Wirkmechanismen bzw. Angriffspunkten:

Z. B.:
- Zellwandsynthese:
  Penicilline, Cephalosporine, Vancomycin …
- Proteinsynthese:
  Streptomycin, Gentamicin, Neomycin, Erythromycin, Tetrazykline …
- Folsäuresynthese:
  Sulfonamide, Diaminopyrimidine
- Veränderungen an der DNA: Metronidazol
- Hemmung der DNA-Replikation (DNA-Gyrase): Fluorchinolone
- Hemmung der DNA-abhängigen RNA-Polymerase: Rifampicin (Anti-Tuberkulose-Mittel)
- Porenbildung in der Zellmembran, Membrandestabilisierung: Polymyxine, Lipopeptide (Daptomycin) (viamedici.thieme.de)

Verabreichung:
- Orale Antibiotika werden meist zu oder nach den Mahlzeiten mit ausreichend Wasser eingenommen
- Einnahme mit Milch hemmt die Resorption

- Sonnenbäder sollen vermieden werden
- werden orale Kontrazeptiva eingenommen, kann unter einer Antibiotikatherapie die Empfängnisverhütung beeinträchtigt sein
- für eine funktionierende Darmflora sorgen (Milchprodukte in zeitlichem Abstand zur Antibiotikagabe, Antibiophilusverabreichung®)
- die gleichzeitige Gabe von Antazida setzt die Resorption von Antibiotika herab (ca. 2 Stunden Abstand einhalten)
- Dosisverteilung auf drei Einzelgaben heißt bei Antibiotikaverabreichung: alle acht Stunden eine Einzelgabe (z. B. 7:00 Uhr, 15:00 Uhr, 23:00 Uhr)

Unerwünschte Wirkungen:
Allergien, Durchfälle, Magenbeschwerden, Übelkeit, Leber- und Nierenschädigung

Resistenz:
Das Antibiotikum wirkt nicht mehr gegen die betreffenden Bakterienstämme.

18.2 Virostatika

Virostatika sind Medikamente zur Therapie virusbedingter Erkrankungen. Sie beeinflussen gezielt die Reifungs- und Vermehrungsprozesse von Viren und hemmen dadurch das Bestehen oder die Ausbreitung von Viruserkrankungen. Krankheiten, die mit solchen Wirkstoffen behandelt werden, sind z. B. Herpes Zoster, Herpes simplex, Influenza-A, Hepatitis C oder HIV.

Virostatika bekämpfen das Virus in unterschiedlichen Stadien seiner Vermehrung und werden entsprechend unterteilt:

- Entry-Inhibitoren: Wirkstoffe, die das Virus daran hindern, an der Wirtszelle anzudocken (Adhäsion); z. B. Enfuvirtid (Fuzeon®) und Maraviroc (Celsentri®).
- Penetrations-Inhibitoren: Wirkstoffe, die verhindern, dass das Virus in die Wirtszelle eindringt (Uncoating); z. B. Amantadin (PK-Merz Schoeller®, Amantadin Ethypharm® Lösung), etwa bei Influenza A.
- Wirkstoffe, die das Virus in der Synthese von Nukleinsäuren und Eiweißen hemmen; z. B. Aciclovir (bei Infektion mit Herpes simplex; Aciclostad®, Zovirax®), Penciclovir (bei Herpes Zoster; Famvir®, Pencivir®), Ribavirin (Rebetol®, Virazole®) und Tenofovir (HIV, Hepatitis-B-Virus; Eviplera®, Truvada®, Stribild®).
- Neuraminidase-Inhibitoren: Wirkstoffe, die neu gebildete Viren daran hindern, aus der Wirtszelle auszutreten; z. B. Oseltamivir (Tamiflu®) bei Influenza-H1N1 (Schweinegrippe) und Zanamivir (Relenza®).
- Zytokine: Wirkstoffe, die nicht in die Stadien der Virenvermehrung eingreifen, sondern auf die Zellen des Wirtes wirken. Dazu gehören Interferone (z. B. bei Hepatitis B, C).

Anwendungsformen:
Salbe, Gel, Tabletten, Ampullen
Z. B. Fenivir® Fieberblasencreme, Aciclostad®, Zovirax®, Viropel® Filmtabletten, Emtricitabin/Tenofovir Sandoz Filmtabletten, Cymevene Trockensubstanz zur Infusion, Zovirax Augensalbe

Häufigste Nebenwirkungen bei systemischer Therapie:
Kopfschmerzen, Schwindel, Übelkeit, Erbrechen, Diarrhoe und Abdominalschmerzen, Leber- und Gallenerkrankungen, Juckreiz, Hautausschlag (mit Lichtempfindlichkeit), Fatigue (Erschöpfung), Fieber

WICHTIG!
Für viele Viren gibt es wirksame Impfstoffe, etwa gegen Hepatitis A und Hepatitis B sowie gegen Masern, Mumps, Röteln und Windpocken.
Kann nicht mehr aktiv durch Impfung immunisiert werden (z. B. nach Kontakt mit einer Hepatitis-A- oder Hepatitis-B-infizierten Person) wird eine Immunisierung mit Hyperimmungammaglobulin durchgeführt.

18.3 Antimykotika

Antimykotika sind Wirkstoffe gegen Pilzerkrankungen.

In der Medizin erfolgt die **Einteilung** relevanter Pilzarten nach:
- Dermatophyten (z. B. Epidermophyten, Trichophyten): Sie verursachen oberflächliche Pilzinfektionen wie Onychomykosen (Nagel- und Hautpilz).
- Hefen (z. B. Candida albicans): Sie können neben den Schleimhäuten auch innere Organe befallen und systemische Mykose hervorrufen. Immungeschwächte Patienten sind besonders gefährdet.
- Schimmelpilze (z. B. Pneumocystis jiroveci): Systemische Erkrankungen mit diesen Pilzen betreffen fast ausschließlich immungeschwächte Personen.

Indikationen:
- Dermatomykosen (Hautpilz), Tinea pedis (Fußpilz), Nagelpilz (Onychomykosen)
- Soor (Pilzbefall der Schleimhaut in der Mundhöhle)
- Vaginalpilz (Scheidenpilz)
- Trichomykosen (Pilzerkrankungen an Kopf und Haaren), insbesondere der Barthaare wie bei Tinea barbae
- Windeldermatitis
- Organ- und Systemmykosen

Je nach Infektion können Antimykotika lokal angewandt oder systemisch verabreicht werden.

Wichtige Wirkstoffe und Wirkstoffgruppen:

- Azol-Antimykotika (Azole) beeinflussen den Stoffwechsel der Pilzzellen und haben ein breites Wirkungsspektrum. Zu den Azol-Antimykotika gehören Wirkstoffe wie Clotrimazol, Bifonazol, Econazol, Isoconazol, Ketoconazol, Miconazol und Sertaconazol.
- Allylamine sind ebenfalls Anti-Pilz-Wirkstoffe, die in den Stoffwechsel des Pilzes eingreifen und ihn so am Wachstum hindern.
- Der Wirkstoff Amorolfin behindert den Aufbau der Pilze und beeinträchtigt dadurch deren Lebensfähigkeit.
- Caspofungin ist ein Wirkstoff, der intravenös verabreicht und nur bei schweren Pilzinfektionen verwendet wird.
- Das Antimykotikum Ciclopirox wirkt auch auf den Stoffwechsel der Pilzzellen. Es sorgt dafür, dass schädliche Stoffwechselprodukte entstehen, die zum Tod der Pilzzellen führen.
- Flucytosin wirkt wie ein Gift in den Zellen des Pilzes. Der Wirkstoff dient zur Behandlung von Organmykosen.
- Thiocarbamate wie z. B. Tolnaftat behindern die Vermehrung des Pilzes (Fungistatika).
- Polyen-Antibiotika bekämpfen den Pilz, indem sie Stoffwechselvorgänge der Pilzzellen blockieren. Zu dieser Gruppe gehören Nystatin und Amphotericin B. (www.medikamente-per-klick.de)

Medikamente:
Zubereitungen als Salben, Creme, Zäpfchen, Shampoo, Spray, Tropfen, Injektionslösungen …
Z. B. Nizoral® 2 % medizinisches Shampoo, Fungoral® 2 % Creme, Loceryl® antimykotischer Nagellack, Caspofungin® Anfarm 50 mg Pulver für Konzentrat zur Herstellung einer Infusionslösung, Mycostatin® als orale Suspension, Mycostatin®-Filmtabletten

Nebenwirkungen bei systemischer Anwendung:
Magen-Darm-Beschwerden, Hitzewallung (Flush), niedriger oder erhöhter Blutdruck, erhöhte Leberenzymwerte (AST, ALT), Schüttelfrost, Fieber, Schmerzen an der Einstichstelle, erniedrigte Kaliumwerte, Thrombophlebitis (akute Thrombose und Venenentzündung)

Notwendige Kontrollen:
Regelmäßige Leber- und Nierenparameter; Kaliumwerte, da es bei Langzeitanwendung zu einer von der Gesamtdosis abhängigen Nierenschädigung kommen kann.

18.4 Mittel gegen Läuse und Scabies

Scabies

Scabies oder Krätze ist eine ansteckende Hautkrankheit, hervorgerufen durch Milben.

Verwendete Wirkstoffe und Mittel:

- Permethrin (Scabi-med®, InfectoScab®): Die Creme wird abends auf die trockene Haut aufgetragen und über Nacht für mindestens 8 Stunden belassen, sodass sie einwirkt. Danach mit Seife abduschen. In der Regel genügt eine einmalige Behandlung. Die Anwendung kann nach 1–2 Wochen wiederholt werden.
- Benzylbenzoat (Antiscabiosum® 10% oder 25%): Die Emulsion wird an drei aufeinanderfolgenden Tagen vom Hals abwärts auf dem ganzen Körper aufgetragen und erst am vierten Tag abgewaschen.
- Crotamiton (Eraxil®): Die gesamte Hautoberfläche (ohne Gesicht und Haarboden) wird abends eingerieben. Die Behandlungsdauer liegt bei 3–5 Tagen.
- Ivermectin oral (Scabioral®, Stromectol®): Wird 2x im Abstand von acht Tagen als Tablette verabreicht. Dieser Wirkstoff kommt z. B. bei der hochansteckenden Scabies norvegica zum Einsatz, da dort ein großflächiger Befall vorliegt.
  (Deutsche Dermatologische Gesellschaft 2020)

Kopfläuse (Pediculosis capitis)

Verwendete Wirkstoffe und Mittel:

- Pedikulozide auf chemischer Basis (neurotoxisch)
  In Österreich zugelassen: Malathion, Allethrin, Permethrin, Carbaryl
  z. B. Infectopedicul®, Goldgeist® forte
- Pedikulozide auf physikalischer Basis
  Dimeticone (sehr niedrigvisköse Öle), die in die Tracheen der Läuse bzw. in die Aerophylen der Nissen eindringen, diese verkleben und zum Ersticken der Parasiten führen.
  z. B. Nyda®, Jacutin® Pedicul Fluid, EtoPril®
- Pedikulozide auf pflanzlicher Basis
  Ätherische Öle, die mit anderen pflanzlichen Ölen kombiniert werden. Der Wirkmodus ist unbekannt, vermutlich wirken einzelne Bestandteile der Öle insektizid.
  Neem-, Teebaum-, Anis- oder Kokosöl
  z. B. Paranix®, Pedicul Hermal®
  (sozialministerium.at)
- Mechanische Entfernung mit Läusekamm
  Ein Läusekamm hat sehr enge und starre Zinken. Mit diesen können Kopfläuse, Larven und Nissen gut erfasst werden.
  Der Läuse- bzw. Nissenkamm kann zum einen eingesetzt werden, um zu überprüfen, ob wirklich ein Lausbefall vorliegt. Zum anderen kann man damit auch nach der Be-

handlung mit einem Anti-Läuse-Mittel die Haare auskämmen und so die toten Läuse und Larven entfernen.

18.5 Antiwurmmittel (Anthelminthika)

Anthelminthika werden gegen Würmer eingesetzt, die dem Menschen schaden.

- Nematoden (Fadenwürmer): Spulwürmer, Madenwürmer, Hakenwürmer, Trichine
- Zestoden (Bandwürmer): Rinder-, Schweine-, Fisch-, Fuchs- und Hundebandwurm
- Trematoden (Saugwürmer/Egel): Pärchenegel, Leberegel, Lungenegel

In Österreich werden am häufigsten Anthelminthika gegen Band- und Fadenwürmer eingesetzt, da diese Wurmarten hier heimisch sind und eine Übertragung durch Haustiere möglich ist.

Wirkmechanismus:

- Störung der Glukoseaufnahme des Wurms, der Parasit verhungert.
  Wirkstoffe aus der Gruppe der Benzimidazole (z. B. Albendazol und Mebendazol, Pyrviniumembonat)
- Zwischenprodukte aus der Zuckerverwertung häufen sich im Wurm an und vergiften ihn (z. B. Niclosamid).
- Andere Wirkstoffe verändern die Erregungsübertragung zwischen Nerven und Muskeln des Wurmes. Der Parasit kann sich nicht mehr bewegen, stirbt ab und wird ausgeschieden (z. B. Pyrantel).

Medikamente:

- Albendazol: Eskazole® 400 mg Tabletten
- Mebendazol: Pantelmin® 100 mg Tabletten
- Pyrviniumembonat: Molevac® Dragee
- Niclosamid: Yomesan®
- Pyrantel: Combantrin® 250 mg/5 ml Suspension zum Einnehmen

Einnahme:
Albendazol, Mebendazol: Die Gabe zusammen mit einer fettreichen Mahlzeit verbessert die Aufnahme.

Nebenwirkungen:

- Schlafstörungen
- Kopfschmerzen
- Hörstörungen
- Hautreaktionen in Form von Rötungen oder Hautausschlägen

- Übelkeit, Erbrechen
- Durchfall
- Anstieg der Leberwerte

Besonderheit:
Bei der Behandlung mit Pyrvinium kommt es zu rötlicher Stuhlverfärbung, jedoch ohne Krankheitswert. Durch Erbrechen oder durch Rotfärbung des Stuhls kann es zu Verfärbungen von Textilien kommen, die nicht auswaschbar sind (Wäscheschutz)!

WICHTIG!
Bei einem Wurmbefall sind häufig auch die Familienmitglieder oder andere enge Kontaktpersonen mitbetroffen und sollten gegebenenfalls mitbehandelt werden.

Übung
Was ist ein „Abklatsch-Präparat" (Klebestreifenpräparat) und was wird damit nachgewiesen?

19 Antikoagulanzien (blutgerinnungshemmende Medikamente)

Dies sind Substanzen, die in den Vorgang der Blutgerinnung hemmend eingreifen und somit in der Lage sind, Thrombosen (Blutgerinnsel innerhalb von Venen oder Arterien) zu verhindern.
Durch das Zusammenwirken von folgenden drei Faktoren (Virchow-Trias) kann es zum Auftreten einer venösen Thrombose kommen:

1. Verlangsamung der Blutströmung (z. B. lange Bettruhe, Gipsverbände, Herzinsuffizienz, Varizen)
2. Veränderungen der Veneninnenwand (z. B. Veränderung der Venen, Verengungen durch Arteriosklerose)
3. erhöhte Gerinnungsneigung des Blutes (z. B. große Operationen, Bluteindickung durch Flüssigkeitsmangel, starke Durchfälle)

Indikation:

- zur Verhinderung von Blutgerinnseln – Antikoagulanzien werden bei Risikopatienten zur Thromboseprophylaxe angewendet
- zur Auflösung bestehender Blutgerinnsel

Heparin

Heparin hemmt bestimmte Blutgerinnungsfaktoren, sodass es nicht zur Thrombenbildung kommen kann.

Verabreichung:

- i. v.-Injektion: Wirkung setzt sofort ein und hält ca. 6 Stunden an
- s. c.-Injektion: Verabreichung 1–3x täglich, Halbwertszeit ca. 4–5 Stunden

Heparin wird häufig zu Beginn einer Antikoagulanzientherapie eingesetzt. Im Anschluss werden oft Cumarin-Derivate gegeben.

Nebenwirkungen:
Haut- und Schleimhautblutungen bei Überdosierung!

Cumarine

Vitamin-K-Gegenspieler, Vitamin K wird zur Herstellung diverser Gerinnungsfaktoren benötigt.

Verabreichung:
Wird oral in Tablettenform (z. B. Marcoumar®) verabreicht, zur langdauernden Antikoagulanzientherapie (z. B. nach einer Thrombose oder Embolie, bei Vorhofflimmern,

Herzklappenersatz). Die Kontrolle der Blutgerinnung ist regelmäßig notwendig, damit die Dosierung individuell angepasst und überwacht werden kann.

Die Kontrolle und Einstellung erfolgt durch die Bestimmung

- der Thromboplastinzeit (TPZ), als Synonyme werden auch „Quick-Wert" oder „Prothrombin-Zeit" verwendet
- durch den Thrombotest (TT), der entspricht prinzipiell der TPZ (Wert wird in % angegeben)

Das Messergebnis dieser Bestimmung wird in INR (International Normalized Ratio) angegeben.
Die Thromboplastinzeit ist die Zeit, die Citratplasma benötigt, um nach Zusatz von Gerinnungsfaktoren einen Blutkuchen zu bilden.

WICHTIG!

- Bestimmung der Blutgruppe
- Aufklärung der Patientin:
  - Antikoagulanzienausweis immer bei sich tragen
  - Tablettendosis genau nach Vorschrift einnehmen
  - immer zur selben Tageszeit einnehmen
  - Gerinnungskontrollen bei der Ärztin einhalten
  - intramuskuläre Injektionen dürfen nicht verabreicht werden (Hämatomgefahr)

Auf beginnende Blutungsneigung achten (Blut im Harn, Zahnfleischbluten, Blut im Stuhl). Sofortige Kontrolle ist notwendig!

Gegenmittel

Als Gegenmittel fungiert Vitamin K (Konakion).

- Konakion-Kaudragees: Wirkungseintritt nach 8–12 Stunden
- Konakion-Ampullen als i. v.-Injektion: Wirkungseintritt nach ca. 5 Stunden

Durchführung der Gerinnungskontrolle (Point-of-Care-Testing)

Unter **P**oint-**o**f-**C**are-**T**esting (POCT) versteht man eine patientennahe Labordiagnostik. Dabei handelt es sich um Laboruntersuchungen, die nicht in einem Zentrallabor, sondern direkt am Patienten, z. B. unmittelbar auf der Krankenstation am Krankenbett, in der Praxis einer niedergelassenen Ärztin, in einer öffentlichen Apotheke oder an einem Notfallort durchgeführt werden. Die Untersuchungen erfolgen mittels einfacher Messsysteme, meistens mittels eines kleinen Testgeräts und eines Teststreifens und liefern ein schnelles Ergebnis (z. B. Blutzuckermessung, Gerinnungskontrolle).

Der Ablauf bei der Gerinnungskontrolle, dem INR-Wert, ist ähnlich dem Ablauf der Blutzuckermessung, der auf S. 183 f. genau beschrieben ist.

Material

- Gerinnungsmessgerät (CoaguChek®XS, Micropoint qLabs®)
- dazugehörige Teststreifen
- Code Chip mit chargenspezifischen Informationen der Teststreifen, wenn das Gerät dies zur Funktion benötigt
- Stechhilfe, Lanzetten

Therapeutischer Bereich:
Durch Einsatz von Gerinnungshemmern wird die Gerinnungszeit des Blutes soweit verlängert, dass es nicht zur Gerinnselbildung kommt und nur eine minimale Blutungsgefahr besteht.
Der Bereich der verlängerten Gerinnungszeit wird als „Therapeutischer Bereich" bezeichnet. Der therapeutische Bereich muss für jeden Patienten aufgrund seiner Erkrankung individuell durch die Ärztin festgelegt werden.

Es gibt unterschiedliche therapeutische Zielbereiche:
Niedriger INR-Bereich: 2,0–3,0
Mittlerer INR-Bereich: 2,5–3,5
Höherer INR-Bereich: 3,0–4,0
Der festgestellte INR-Wert wird nach der Messung dokumentiert und die Ärztin legt, abhängig von diesem Wert, die neue Dosierung und die nächste Kontrolle fest.

Hemmer des Blutgerinnungsfaktors Xa

Der Faktor Xa spielt eine bedeutende Rolle in der Blutgerinnung. Ein synthetisch hergestellter Wirkstoff (Fondaparinux-Natrium), welcher spezifisch den Blutgerinnungsfaktor Xa hemmt, hilft, die Bildung von Thrombosen in den Blutgefäßen zu verhindern.

Verabreichung:
s.c.-Injektion (z.B. Arixtra®): die Verabreichung erfolgt 1x täglich in der unteren Bauchregion

Nebenwirkungen:

- Blutungen (z.B. an der Operationsstelle, Nasenbluten, Magengeschwür)
- Anämie (Absinken der Zahl der roten Blutkörperchen)

Neue orale Gerinnungshemmer (Faktor-Xa-Hemmer)
z.B. Xarelto 15 mg®, Eliquis®

Verabreichung:
Direkte Hemmer von Faktor Xa können per os in fixen Dosen verabreicht werden. Sie benötigen im Gegensatz zur Marcoumar-Therapie keine Laborkontrollen der Gerinnungsparameter (INR).
Falls Patientinnen nicht in der Lage sind, die Tabletten als Ganzes zu schlucken, können diese unmittelbar vor der Anwendung zerstoßen, mit Wasser oder Apfelmus gemischt und dann eingenommen werden. Sie können auch zerstoßen, in Wasser gelöst und über die Magensonde verabreicht werden.

Nebenwirkungen:
- Blutungsgefahr (Epistaxis, gastrointestinale Blutungen, Hämatome)
- Anämie
- Augeneinblutungen

Gegenmittel
In Ondexxya® ist der Wirkstoff Andexanet alfa enthalten, der die Wirkung von Faktor-Xa-Inhibitoren aufhebt.

Hemmung von Thrombin (Faktor IIa)
z. B. Pradaxa® 75 mg
Kontraindikation bei schwerer Niereninsuffizienz

Gegenmittel
Praxbind® enthält den Wirkstoff Idarucizumab. Wenn in Situationen mit lebensbedrohlichen oder nicht beherrschbaren Blutungen eine rasche Aufhebung der antikoagulatorischen Wirkung von Pradaxa® (Dabigatran) erforderlich ist, steht dieses spezifische Antidot zur Verfügung.

20 Magenwirksame Mittel

Arzneimittel zur Magensäurereduktion werden bei Gastritis, Ulcus ventriculi (Magengeschwüren), Ulcus duodeni (Zwölffingerdarmgeschwüren) und Refluxösophagitis verabreicht.

Protonenpumpenhemmer

Durch die spezifische Blockade eines Enzyms (Protonenpumpe) in den Belegzellen des Magens wird die Magensäuresekretion unterdrückt (z. B. Pariet®, Losec®).

> **WICHTIG!**
> Die Tabletten haben einen säureresistenten Überzug und dürfen weder zerdrückt noch zerkaut werden. Die Einnahme sollte morgens vor dem Essen erfolgen.

Antazida

Carbonate (z. B. Calciumcarbonate), Hydroxide (z. B. Aluminiumhydroxid, Magnesiumhydroxid) oder Silikate wirken magensäureneutralisierend (z. B. Solugastril®-Magengel, Trigastril®-Kautabletten). Die Neutralisationskapazität hält etwa 2 Stunden an. Die Einnahme soll 1–2 Stunden nach dem Essen sowie vor dem Schlafengehen erfolgen.

Schleimhautwirksame Substanzen

Sie wirken direkt auf die Ösophagus-, Magen- und Duodenalschleimhaut. Diese Arzneistoffe schützen die Schleimhäute und erhöhen die Widerstandsfähigkeit gegen (endogene) schädigende Einflüsse wie Pepsin, Gallensäure, Salzsäure und exogene Noxen (Gifte) wie z. B. Alkohol oder Acetylsalicylsäure (z. B. Ulcogant®).

> **WICHTIG!** (betrifft Antazida und schleimhautwirksame Substanzen)
> Die Resorption von Tetrazyklinen, Digitalisglykosiden, Eisen und Cumarinen wird vermindert. Zur Vermeidung dieser Wechselwirkungen ist ein Einnahmeabstand von 1–2 Stunden notwendig!

Histamin-H2-Antagonist (Gegenspieler)

Durch dieses Medikament kann die Histaminwirkung am Magen unterdrückt und somit die Magensäureproduktion gehemmt und vermindert werden (z. B. Zantac). H2-Rezeptorblocker kommen auch zur Behandlung von Beschwerden bei Histaminintoleranz zum Einsatz, wenn nach übermäßigem Konsum histaminreicher Lebensmittel (z. B. Käse, Rotwein, Wurst) Sodbrennen und Verdauungsbeschwerden auftreten.

Einnahme:
Die Tabletten unzerkaut mit Flüssigkeit am besten unmittelbar nach dem Essen einnehmen.

> **WICHTIG!**
> Einnahmeabstand von zwei Stunden zu anderen Medikamenten einhalten (Wechselwirkung).

21 Herz-Kreislauf-Medikamente

Herzglykoside

Dies sind Substanzen zur Steigerung der Herzkraft, sie werden bei Herzinsuffizienz eingesetzt (Digitalis = Lanitop®, Digitoxin = Digimerck®).

Wirkung:
- Steigerung der Pumpleistung des Herzens
- Verlangsamung der Herzfrequenz

> **WICHTIG!**
> Es handelt sich um hochwirksame Medikamente. Die Dosis muss exakt eingehalten werden und darf nicht eigenmächtig verändert werden.
> Die Kontrolle erfolgt durch eine Blutuntersuchung (Digoxin- und Digitoxinspiegel).

Symptome der Überdosierung und Vergiftung:
- auffallende Verlangsamung des Pulses (Bradykardie)
- Unregelmäßigkeit des Pulses (Zwillingsschläge = Bigeminus)
- Übelkeit, Erbrechen
- Farbsehen
- starke Vergiftungen können zu Herzstillstand führen

Nitrate

Sie werden bei Sauerstoffnot des Herzens (Angina pectoris) und bei akutem Bluthochdruck angewendet. Nitroglyzerin wirkt innerhalb von Minuten durch die Erweiterung der peripheren Blutgefäße.

Verabreichung:
Akut (z.B. beim Angina-pectoris-Anfall):
- Nitrokapseln (Nitrolingual®) zerbeißen oder anstechen, Flüssigkeit auf der Zunge zergehen lassen, sie wird über die Mundschleimhaut resorbiert
- Nitrolingual®-Pumpspray unter die Zunge verabreichen

Lang wirkende Nitrate:
- Depotpflaster (Nitroderm®): die Substanz wird über mehrere Stunden hinweg abgegeben
- Tabletten (Nitro-Mack retard®) mit Langzeiteffekt nur unzerkaut schlucken

Nebenwirkungen:

- Durch Erweiterung (Vasodilatation) der Blutgefäße im Kopf können besonders in der Anfangszeit der Behandlung starke Kopfschmerzen entstehen. Orthostatische Hypotensionen sind möglich (Blutdruckabfall im Stehen).
- Bei starkem Blutdruckabfall kann eine Verstärkung der Angina-pectoris-Symptomatik auftreten.

WICHTIG!

Bei ausgeprägter Hypotonie (systolischer Blutdruck unter 90 mmHg) darf Nitroglyzerin nicht angewendet werden.

Zu den Herz-Kreislauf-Medikamenten zählen auch die Antiarrhythmika (vgl. dazu Teil II, Kap. 8).

22 Antihypertensiva (blutdrucksenkende Medikamente)

Werden bei mehrmaliger RR-Messung höhere Werte als 130/80 mmHg gemessen, spricht man von Hypertonie.

Diuretika

Substanzen, die die Wasserausscheidung fördern, wirken auch blutdrucksenkend. Die zirkulierende Blutmenge nimmt ab und der Blutdruck sinkt.

Betablocker

Die peripheren Blutgefäße werden weitgestellt und der Gefäßwiderstand nimmt ab. Die Arbeitsleistung des Herzens wird reduziert und somit der Sauerstoffverbrauch des Herzmuskels vermindert (z. B. Selectol®, Beloc®, Selecturon®).

> **WICHTIG!**
> Blutzuckerwerte bei Diabetikern sollen in kürzeren Abständen überwacht werden. Schwere periphere Durchblutungsstörungen (Claudicatio intermittens) können durch Betablocker verstärkt werden (Kältegefühl in den Gliedmaßen).
> Die Anwendung von Betablockern kann bei Patientinnen mit Bronchialasthma zum Bronchospasmus führen.
> Betablocker können auch zu Bradykardie führen (Pulskontrollen sind notwendig). Eine Beendigung der Therapie sollte möglichst nicht abrupt erfolgen, sondern ausschleichend über mehrere Tage!

ACE-Hemmer (Angiotensin-Converting-Enzyme = Angiotensin-Verwandlungs-Enzym)

ACE-Hemmer hemmen ein Enzym, das Gefäßverengung bewirkt (z. B. Acemin®, Lopirin®).
Unerwünschte Wirkung: hartnäckiger Reizhusten

Sartane (Angiotensin-Blocker)

Die Substanzgruppe ist eine Weiterentwicklung der ACE-Hemmer.
Vorteil: Die häufigste Nebenwirkung der ACE-Hemmer – trockener Reizhusten – tritt deutlich seltener auf (z. B. Lorzaar®, Diovan®, Atacand®, Blopress®).
Nachteil: Die Therapie ist sehr kostenintensiv.

Calciumantagonisten

Sie hemmen den langsamen Calciumeinstrom in die Zellen des Herzgewebes und die glatte Gefäßmuskulatur und führen zu einer Erweiterung der Gefäße, wodurch es zu Abfall des Gesamtdruckes im großen Kreislauf kommt (z. B. Verapabene®, Verapamil®).

Antihypertensiva werden auch kombiniert zur Hypertoniebehandlung eingesetzt (z. B. Diuretika und Betablocker).

> **WICHTIG!**
> Bei Verabreichung von Antihypertensiva ist eine regelmäßige Kontrolle von Blutdruck und Puls notwendig. Die Einnahme erfolgt zu oder nach den Mahlzeiten.

23 Antihypotensiva (blutdrucksteigernde Medikamente)

Sinkt der Blutdruck systolisch unter 100 mmHg, spricht man von Hypotonie. Bestimmte Arzneistoffe (z.B. Etilefrin, Dihydergotamin) verbessern den Tonus der arteriellen und venösen Gefäße und erhöhen den Venendruck.

Wirkung:
- Steigerung des Venentonus
- Steigerung der Herzkraft

Medikamente:
z.B. Effortil®, Hydergin®, Sympatol®

Nebenwirkungen:
- starkes Herzklopfen
- Unruhe
- Schwitzen

WICHTIG!
Die Tropfen wirken bei Einnahme vor dem Essen besonders schnell. Die Kapseln werden ungeöffnet und unzerkaut mit etwas Flüssigkeit eingenommen.

24 Diuretika

Diese Arzneimittel bewirken eine vermehrte Harnausscheidung.

Indikation:
- ▶ Entwässerung bei Ödemen
- ▶ Blutdrucksenkung
- ▶ Herzinsuffizienz
- ▶ Niereninsuffizienz

Medikamente:
z. B. Lasix®, Furon®, Furosemid®, Moduretic®

Einnahme:
Bei Einmalgabe die Tabletten am besten morgens einnehmen, um die Nachtruhe so wenig wie möglich zu stören. Ist die Tagesdosis auf 2 Einnahmen verteilt, die Tabletten morgens und mittags einnehmen.

Nebenwirkungen:
- ▶ Ein gefährlicher Mangel an Kalium kann auftreten (Muskelschwäche, Wadenkrämpfe, Schwäche, Herzrhythmusstörungen)
- ▶ Eindickung des Blutes mit erhöhter Thromboseneigung
- ▶ Erhöhung der Harnsäure (Vorsicht bei Gichtkranken)
- ▶ Hypotonie

Notwendige Kontrollen:
- ▶ Körpergewicht kontrollieren
- ▶ Ein- und Ausfuhrkontrollen (Flüssigkeitsbilanz)
- ▶ Thromboseprophylaxe
- ▶ Elektrolytbestimmungen nach ärztlicher Anordnung
- ▶ Blutdruckmessung

Einnahmezeitpunkt:
Diuretika sollten morgens eingenommen werden, damit in der Nacht kein Gang zur Toilette notwendig wird.

Zur Vertiefung dieses Themas siehe auch Teil II, Kap. 9.

25 Psychopharmaka

Dies sind Medikamente, mit denen die Stimmungslage eines Menschen beeinflusst werden kann und die zur Behandlung einer krankhaft veränderten seelischen Situation verwendet werden.

Antidepressiva

Werden zur Behandlung von Depressionen, bei chronischen Schmerzsyndromen, Panikattacken usw. angewendet.

Wirkung:
- antriebssteigernd
- dämpfend (sedierend)
- stimmungsausgleichend
- angstlösend (anxiolytisch)

Medikamente:
z. B. Saroten®, Seroxat®, Gladem®, Trittico® ret., Efectin®, Cymbalta®

Nebenwirkungen:
- Mundtrockenheit
- Schwindel
- leichter Tremor
- Blutdrucksenkung
- Harnverhalten (Vorsicht bei Prostatahypertrophie)

Neuroleptika (Antipsychotika)

Das sind Medikamente zur Behandlung von Psychosen. Psychosen sind schwere psychische Störungen, die zu einer Veränderung der Persönlichkeit und des Erlebens führen. Zu den Symptomen zählen Halluzinationen, Wahnvorstellungen und abnormes Verhalten wie z. B. Erregungs- oder Hemmungszustände.
Neuroleptika müssen meist zur Langzeittherapie über Jahre gegeben werden. Sie machen nicht süchtig.

Wirkung:
- beruhigend
- antipsychotisch
- psychomotorisch
- fördern den Nachtschlaf

Nebenwirkungen:
- Dyskinesien (unwillkürliche Bewegungen, z. B. Zuckungen, Grimassieren, Krämpfe)
- Blutbildveränderungen
- Sedierung
- Tachykardie
- Hypotonie

Medikamente:
z. B. Haldol®, Leponex®, Zyprexa®, Risperdal®, Dominal®

Tranquilizer (Beruhigungsmittel)

Als Tranquilizer (lat. tranquillare = beruhigen) wird eine Gruppe von Psychopharmaka zusammengefasst, die angstlösend (anxiolytisch) und entspannend (sedierend) wirken. Sie finden in der Psychiatrie Anwendung bei der Behandlung von Angst- und Unruhezuständen, als Notfallmedikation bei epileptischen Krampfanfällen und als Schlafmittel. Beruhigungsmittel werden auch vor Operationen (Prämedikation) verordnet, damit der Patient entspannt und angstfrei ist (z. B. Benzodiazepine).

Wirkung:
- angstlösend
- krampflösend
- muskelentspannend
- beruhigend
- schlaffördernd

> **WICHTIG!** Suchtgefahr:
> Bereits nach kurzer Einnahme (wenige Wochen) tritt sehr häufig eine seelische und körperliche Abhängigkeit auf.

Medikamente:
z. B. Lexotanil®, Deanxit®, Halcion®, Praxiten®, Valium®

Hypnotika (Schlaf- und Beruhigungsmittel)

(griech. hypnos = Schlaf)
Sammelbezeichnung für natürliche oder synthetische Schlafmittel, die nach der Einnahme (meist oral) Schlaf hervorrufen oder die Schlaftiefe verstärken. Sie werden zur Behandlung von Ein- und Durchschlafstörungen verwendet.
Schlafmittel gehören zu den meistgebrauchten/missbrauchten Arzneimitteln. Oft könnte der Schlaf durch eine Änderung der Lebensgewohnheiten und mit altbewährten Hausmitteln herbeigeführt werden.

Ursachen für Schlafstörungen:
- organische Störungen (Schmerzen, Atembeschwerden, Harndrang)
- geistige und psychische Belastung (Konflikte, Aufregung)
- ungesunde Lebensführung (spätes Essen, warme Schlafräume)
- anregende Arzneimittel (Antidepressiva, blutdrucksteigernde Medikamente)
- Kaffee, Tee

Schlafmittel können folgendermaßen eingeteilt werden:

Pflanzliche Schlafmittel
Bei gelegentlichen Schlafstörungen können Pflanzen (Baldrian, Hopfen, Johanniskraut, Lavendel, Orangenblüten) in Form von Tees oder Dragees (z. B. Sedogelat®, Baldrian Ratiopharm 450 mg) angewendet werden.

Antihistaminika
Antiallergische Wirkstoffe der 1. Generation aus der Gruppe der Anxiolytika und Antihistaminika besitzen beruhigende und angstlösende Eigenschaften. Sie werden zur Behandlung von Angst und Spannungszuständen, bei Schlafstörungen und bei allergischen Erkrankungen eingesetzt (z. B. Atarax®).

Benzodiazepine
Sie sind die am häufigsten verwendeten Wirkstoffe zur Behandlung von Schlafstörungen (siehe Tranquilizer). Ihre Halbwertszeit ist sehr unterschiedlich und reicht von sehr kurz (z. B. Halcion®) über mittellang (z. B. Lexotanil®, Rohypnol®) bis lang (z. B. Valium®, Mogadon®).
Kurz wirksame Benzodiazepine werden bei Einschlafstörungen, lang wirksame bei Durchschlafstörungen verwendet.

Nicht-Benzodiazepine
Dies sind neuere Substanzen, denen eine benzodiazepinähnliche Wirkung, jedoch weniger Abhängigkeitspotenzial und geringere muskelentspannende Eigenschaften zugeschrieben werden (z. B. Zoldem®).

Barbiturate
Die Verwendung von Barbituraten als Sedativa/Hypnotika wird wegen ihrer Nebenwirkungen und der Abhängigkeitsgefahr nicht mehr empfohlen.
Schlafmittel sollen unmittelbar vor dem Zubettgehen eingenommen werden.

Wirkung:
- beruhigend
- entspannend, muskelentspannend
- angstlösend

- schlafanstoßend
- Verkürzung der Einschlafzeit
- Verlängerung der Gesamtschlafdauer

Bei älteren Personen und bei Patientinnen mit herabgesetztem Allgemeinzustand muss oft niedriger dosiert werden.

Nebenwirkungen:
Bei akuter Überdosierung: verwaschene Sprache, der Patient ist schläfrig bis komatös und agiert sehr verlangsamt, Schwindel.

26 Analgetika (Schmerzmittel)

Schmerztherapie nach dem WHO-Stufenplan:

- Stufe 1: Nicht-Opioidanalgetikum + Adjuvantien (z. B. Nicht-Opioidanalgetika wie Metamizol, Diclofenac, Acetylsalicylsäure, Ibuprofen)
- Stufe 2: schwaches Opioid + Nicht-Opioidanalgetikum + Adjuvantien (z. B. schwaches Opioid wie Tramadol, Tilidin/Naloxon, Dihydrocodein)
- Stufe 3: starkes Opioid + Nicht-Opioidanalgetikum + Adjuvantien (z. B. starkes Opioid wie Fentanyl-Pflaster, Morphin, Buprenorphin)

Bei einem Adjuvans handelt es sich um einen Hilfsstoff, der die Wirkung eines Arzneistoffes verstärkt.

Schmerzskalen

Schmerzskalen sind Skalen zur Erfassung und Dokumentation von Schmerzen. Sie sollen sowohl der Pflegekraft als auch dem Patienten helfen, die Intensität seines aktuellen Schmerzes zu verbalisieren.

Zur Erfassung von Schmerz eignen sich verschiedene Skalen wie:

- visuelle Analog-Skala (= **VAS**)
- numerische Rating-Skala (= **NRS**)
- verbale Rating-Skala (= **VRS**, auch KIP-Skala)

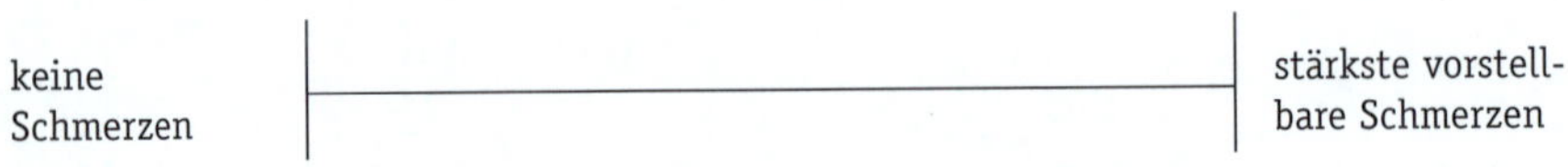

Abb. 2: VAS

Numerische Rating-Skala **(NRS)**

keine Schmerzen	1	2	3	4	5	6	7	8	9	10	stärkste vorstellbare Schmerzen

Abb. 3: NRS

kein Schmerz	gut erträglicher Schmerz	gerade noch erträglicher Schmerz	unerträglicher Schmerz

kein Schmerz	leichte Schmerzen	mäßige Schmerzen	starke Schmerzen	nicht stärker vorstellbare Schmerzen

Abb. 4: VRS

26.1 Zentral wirkende Analgetika

Zentral wirksame Analgetika haben ihren Wirkungsort im Gehirn und im Rückenmark. In kleineren Dosen wirken sie analgetisch, hohe Dosen wirken narkotisch und können eine Lähmung des Atemzentrums bewirken. Viele zentral wirksame Analgetika sind Morphinabkömmlinge.

Wirkung:

- Dämpfung des Zentralnervensystems (Schmerzlosigkeit, Unterdrückung von Hustenreiz, Beruhigung, Euphorie)
- Dämpfung des Atemzentrums
- Übelkeit und Erbrechen möglich
- Pupillenverengung
- erhöhte Spannung der glatten Muskulatur (Obstipation, Miktionsprobleme)
- Suchtgefahr! (sollen nicht länger als 14 Tage eingenommen werden)

Nebenwirkungen:

- Obstipation (Stuhlkontrolle)
- Miktionsstörungen (Harnkontrolle)
- Atemdepression

> **WICHTIG!**
> Der Einsatz zentral wirkender Analgetika sollte auf sehr starke Schmerzen beschränkt bleiben.
> Analgetika sollten nicht nüchtern eingenommen werden.

Medizinalhanf (Cannabis sativa L)

Dronabinol ist die internationale Bezeichnung für den pharmakologisch wichtigsten Inhaltsstoff des Medizinalhanfs (Dronabinol®). Die chemische Bezeichnung ist THC.

Verabreichung in Tropfenform: Es ist eine ölige Lösung (Tronabinol ist nicht in Wasser löslich), daher direkt auf einen Löffel, auf ein Stück Brot oder Würfelzucker tropfen und verabreichen.
Kapseln sollten mit etwas Flüssigkeit eingenommen werden.

Therapiebeginn und -ende erfolgen langsam und schrittweise. Die Dosierung erfolgt individuell nach Wirkung und Nebenwirkungen.

> **WICHTIG!**
> Ölige Lösungen sollten nie in ein Glas Wasser oder Tee gegeben werden, um Verluste der Substanz durch Rückstände an der Glaswand zu vermeiden.

Patientengesteuerte Analgesie (patient-controlled analgesia, PCA)

Dies ist eine Form der Schmerzmittelapplikation, die auf der Dosierung durch den Patienten selbst basiert („Schmerzpumpe"). Die PCA ermöglicht Patientinnen eine individuelle, auf ihre Bedürfnisse angepasste Schmerzmittelapplikation per Knopfdruck, ohne dass das Eingreifen der Ärztin oder des Pflegepersonals notwendig wird.
Obwohl eine Überdosierung bei der Schmerzpumpe in der Regel durch die technischen Einstellungen (es ist definiert, wie oft und in welcher Zeit ein Bolus abgerufen werden kann) nicht möglich ist, muss die PCA vor allem nach einer Operation von Ärzten und Pflegekräften überwacht werden.

Vorteile:
- Verkürzung der Zeit bis zum Eintritt der Schmerzlinderung
- größere Autonomie bei guter Steuerbarkeit
- geringere Schwankungen der Plasmamedikamentenspiegel (Konzentration der Schmerzmittel im Blut)

Indikation:
- postoperativ
- chronische Schmerzsyndrome
- palliative Schmerztherapie
- Tumorschmerztherapie

Kontraindikation:
- Hypovolämie
- Kreislaufinstabilität
- schwere respiratorische Insuffizienz
- Vigilanzstörung (Störung des Bewusstseins)
- eingeschränkte Kooperationsfähigkeit

Nicht geeignet für:
- Kleinkinder unter vier Jahren
- an Demenz erkrankte Patienten

Nebenwirkungen bei i. v. PCA (Opioide):
- Atemdepression
- Übelkeit, Erbrechen

- Pruritus (Juckreiz)
- Sedierung
- Harnverhaltung

26.2 Peripher wirkende Analgetika

Werden bei Schmerzen, Fieber, Muskelschmerzen, Kopfschmerzen, rheumatischen Beschwerden und Entzündungen angewendet.

Wirkung:
- schmerzlindernd
- fiebersenkend
- entzündungshemmend

Salicylate (Wirkstoff Acetylsalicylsäure)

Werden zur Schmerz- und Fieberbekämpfung eingesetzt (Aspirin®). In niedriger Dosierung hemmen sie das Zusammenlagern von Blutplättchen (Thrombo ASS®).

WICHTIG!
Patientinnen, die andere Gerinnungshemmer (z. B. Cumarine) einnehmen, dürfen keine Salicylate bekommen. Vor operativen Eingriffen darf keine Acetylsalicylsäure eingenommen werden.

Anilinderivate (Wirkstoff Paracetamol)

Anilinderivate wirken gut schmerzstillend und fiebersenkend (z. B. Mexalen®, Perfalgan®, Paracetamol-ratiopharm®). Paracetamol wirkt nicht antientzündlich.

Pyrazolderivate (Wirkstoff Pyrazolon)

Metimazol ist ein Wirkstoff aus der Gruppe der Pyrazolone mit fiebersenkender, analgetischer und entzündungshemmender Wirkung (z. B. Novalgin®, Metagelan®).

Arylpropionsäuren (Wirkstoff Ibuprofen, Naproxen)

Der Wirkstoff hemmt nichtselektiv die Cyclooxygenasen I und II (COX-1 und COX-2), die im Körper für die Bildung von Prostaglandinen, die entzündungsfördernd, schmerzauslösend und fiebersteigernd wirken, verantwortlich sind.
Ibuprofen/Naproxen wirkt schmerzlindernd, fiebersenkend und entzündungshemmend. (z. B. Actren®, Ibumetin®, Nurofen®, RatioDolor® akut, Proxen®, Aleve®)

Mefenaminsäure
Sie hemmt die Bildung von Prostaglandinen und wirkt dadurch schmerzstillend, fiebersenkend und entzündungshemmend (z. B. Parkemed®).

Phenylessigsäuren (Wirkstoff Diclofenac)
Diclofenac wirkt schmerzstillend, fiebersenkend, antirheumatisch und entzündungshemmend (z. B. Voltaren®, Dolpasse®, Voltadol®, Deflamat®)

Nebenwirkungen:
- Reizung der Magen-Darm-Schleimhaut
- Magengeschwüre
- Magenblutungen
- Leberschäden
- Blutbildschäden

Spasmolytika
Diese Substanzen besitzen eine spezifisch krampflösende Wirkung auf die glatte Muskulatur des Magen-Darm-Kanals, der Gallen- und ableitenden Harnwege (z. B. Buscopan®-Dragees, Buscopan®-Suppositorien).

Anwendungsgebiete:
Ulkuskrankheit, Gallenkoliken, Nierenkoliken, postnarkotisches Erbrechen, Krampfzustände im Bereich der weiblichen Genitalorgane.

WICHTIG!
Harnverhalten kann auftreten, daher Harnausscheidung beobachten!
Die Dragees sollen unzerkaut mit ausreichend Flüssigkeit eingenommen werden.
Bei anhaltendem Erbrechen können Zäpfchen verabreicht werden.

Übung

Paracetamol, z. B. Paracetamol Genericon 500 mg Tabletten

Welche Wechselwirkungen können bei der Einnahme von Paracetamol Genericon 500 mg zusammen mit anderen Arzneimitteln auftreten (siehe Beipacktext)? Nennen Sie fünf Beispiele.

An welchen Symptomen können Sie Wechselwirkungen bei Patienten erkennen?

27 Statine (Lipidsenker)

Statine sind eine Gruppe von Medikamenten, die den Cholesterinspiegel senken.

Indikation:

- zur Vorbeugung kardiovaskulärer Ereignisse wie Herzinfarkt, Schlaganfall
- zur Reduktion erhöhter Blutfettwerte verschiedener Ursachen wie Hypercholesterinämie, Hyperlipidämie
- periphere arterielle Verschlusskrankheit (PAVK)

Wirkung:
Sie hemmen das Enzym HMG-CoA-Reduktase, welches Cholesterin im Körper herstellt, und fördern die Aufnahme von LDL-Cholesterin in Körperzellen. Dadurch sinkt der Cholesterinspiegel im Blut.

Medikamente:
Simvastasin Genericon®, Zocord®, Rosuvastatin Genericon®, Arosuva®, Atorvastatin Genericon®, Sortis®, Lovastatin Stada®, Pravastatin Genericon®, Pravachol®, Fluvastatin Accord®

Einnahmezeitpunkt:
1x täglich, abends

Nebenwirkungen:

- Muskelschmerzen bis hin zur Auflösung von Muskelfasern der Skelettmuskulatur. Arzneimittelwechselwirkungen erhöhen das Risiko
- Auswirkungen auf die Muskulatur hängen vom Präparat und der Dosis ab
- Erhöhung der Leberwerte
- Erhöhung der Blutzuckerwerte

WICHTIG!
Patientinnen sollten darüber informiert werden, dass Muskelschmerzen und/oder Muskelschwäche ein Hinweis auf Nebenwirkungen der Statine sein können.

Die Kontrolle von Leberwerten und **C**reatin**k**inase (CK wird bei Zerstörung von Muskelfasern freigesetzt) im Blut sollte regelmäßig erfolgen, um Nebenwirkungen frühzeitig zu erkennen.

28 Placebo

Placebos sind Scheinmedikamente ohne pharmakologische Wirkung (z. B. Tabletten: Milchzucker, Injektionslösungen: steriles Wasser). Über die Anwendung eines Placebos darf nur die Ärztin entscheiden (z. B. anstelle eines Schlafmittels, Schmerzmittels).

Nocebo-Effekt

Während der Begriff des Placebo-Effekts die positive Wirkung einer Scheinbehandlung beschreibt, steht der Nocebo-Effekt für negative Folgen einer solchen Behandlung. Voraussetzung für seine Entstehung ist das Wissen um mögliche schädliche Auswirkungen einer Therapie, der man sich zu unterziehen glaubt.

29 Auf den Respirationstrakt (Atemwege und Lunge) wirkende Stoffe

29.1 Antitussiva

Antitussiva wirken gegen trockenen Reizhusten.

Wirkstoffe:
- Codein (Paracodein®) wirkt dämpfend auf das Hustenzentrum im Stammhirn und leicht sedierend. Nachteil: erhöhte Suchtgefahr
- Pentoxyverin (Silomat®) und Dextrometorphan (Hustenstiller) haben kein Suchtpotenzial und wirken nicht sedierend.
- Pflanzliche hustenreizstillende Arzneimittel: z. B. Spitzwegerich, Thymian, Schleimdrogen wie Malve, Isländisch Moos und Huflattich

Einnahmezeitpunkt:
Abends bzw. nachts.

29.2 Expektoranzien

Expektoranzien sind Arzneimittel, die das Abhusten von Bronchialschleim erleichtern.

Wirkung:
Die hustenlösende Wirkung kann über verschiedene Mechanismen erreicht werden. Man unterscheidet
- Sekretolytika: Sie verringern die Viskosität des Schleimes, dieser kann dann besser abgehustet werden.
- Sekretomotorika: Sie regen die Beweglichkeit der Flimmerhärchen in den Bronchien an und sorgen so für einen besseren Abtransport des Bronchialschleims.
- Mukolytika: Verflüssigen den Bronchialschleim.

Pflanzenauszüge, etwa von saponinhaltigen und Brechreiz erregenden Drogen:
Z. B. Efeublätter, Schlüsselblumenwurzel, Quendelkraut, Spitzwegerichblätter, Brechwurzel. Dazu zählen die Medikamente Prospan®, WELEDA Infludoron® 10 g Globuli, Scottopect®.

Drogen mit ätherischen Ölen bzw. reine ätherische Öle:
Z. B. Thymian, Anis, Pfefferminze, Eukalyptus
Medikamente: GeloMyrtol®, easybronchial® Thymian

> **WICHTIG!**
> „Kleine Kinder reagieren auf ätherische Öle viel empfindlicher als Erwachsene. Insbesondere Produkte, die Kampfer, Eukalyptus- und Pfefferminzöl (Menthol) enthalten, können zu Haut- und Mundrötungen, Bauchschmerzen oder sogar zu Vergiftungserscheinungen führen. (...) Bei Säuglingen und Kleinkindern können schon wenige Tropfen, die versehentlich in den Nasen-Rachenraum gelangen, Verkrampfungen des Kehlkopfs auslösen und zu Atemstörungen führen". (kinderaerzte-im-netz.de)

Synthetische Wirkstoffe:
Z. B. Bromhexin, Ambroxol, Acetylcystein
Medikamente: Bisolvon® Lösung, Ambroxol® Genericon, Grippostad® Ambroxol Schleimlöser, Mucobene® 600 mg, ACC® direkt 600 mg

> **WICHTIG!**
> Auf ausreichende Flüssigkeitszufuhr während der Einnahme achten.

Wechselwirkung:
Expektoranzien und Antitussiva nicht gleichzeitig anwenden, denn sie könnten sich gegenseitig behindern oder einander in ihrer Wirkung neutralisieren.
Daher gilt: Expektoranzien tagsüber einnehmen, für die Nacht ein Antitussivum verabreichen.

29.3 Surfactant

Surfactant steht für Surface active agent, eine Substanz, die von den Lungenzellen produziert wird. Sie reduziert die Oberflächenspannung der Lungenbläschen, damit sich die Lunge gut entfalten kann. Bei einem Mangel kollabieren die Lungenbläschen (Alveolen), was zu Atemnot führt. Bei Frühgeborenen kann es zum Atemnotsyndrom/Surfactantmangel-Syndrom kommen, wenn die Lungen noch nicht ausgereift sind – ein lebensbedrohlicher Zustand. Zur Vorbeugung kann die werdende Mutter bei drohender Frühgeburt Glukokortikoide erhalten. Möglich ist auch die direkte Verabreichung von Surfactant an das Neugeborene. (gesundheit.gv.at)

Wirkstoff: aus Rinderlunge gewonnene Phospholipide
Medikament: Survanta®
Verabreichung: über Endotrachealtubus

30 Gegenmittel (Antidot)

Ein Antidot ist ein Medikament, das bei akuter Vergiftung als Gegenmittel verabreicht wird. Es hebt die toxische Wirkung des Giftes bzw. der Droge auf, indem es das Gift entweder bindet, in weniger giftige Substanzen aufspaltet, seine Ausscheidung fördert oder eine entgegengesetzte Wirkung erzielt.
Was und wie verabreicht wird, hängt von der Art der Vergiftung ab: Jedes Gift erfordert ein bestimmtes Gegengift. Antidote können selbst Nebenwirkungen hervorrufen, daher sind Indikation und Dosierung äußerst genau zu beachten. (drugcom.de)

Tab. 2: Beispiele für Antidote (https://de.wikipedia.org/wiki/Liste_von_Intoxikationen_und_Antidota)

Intoxikation	Antidot
Fingerhut (Digoxin, Digitoxin)	Digitalis-Antidot
Opiate	Naloxon
Tollkirsche (Atropin)	Physostigmin-Salicylat
Atropin (dl-Hyoscyamin)	Physostigmin
Barbiturate	Picrotoxin
Benzodiazepine	Flumazenil
Cumarine (auch oft in Rattengiften)	Vitamin K
Heparin	Protamin
Fliegenpilz (Ibotensäure, Muscimol)	Physostigmin (Anticholium)
Trichterlinge, Risspilze (Muskarin-Syndrom)	Atropin
Theophyllin	Verapamil
Eisen	Deferoxamin

31 Dermatologische Medikamente zur örtlichen Anwendung

Arzneimittel für die Anwendung auf der Haut (topische Anwendung) werden Dermatika genannt. Sie stehen als Fertig- und Rezepturarzneimittel zur Verfügung. Rezepturarzneimittel werden in Österreich als magistrale Zubereitung bezeichnet.

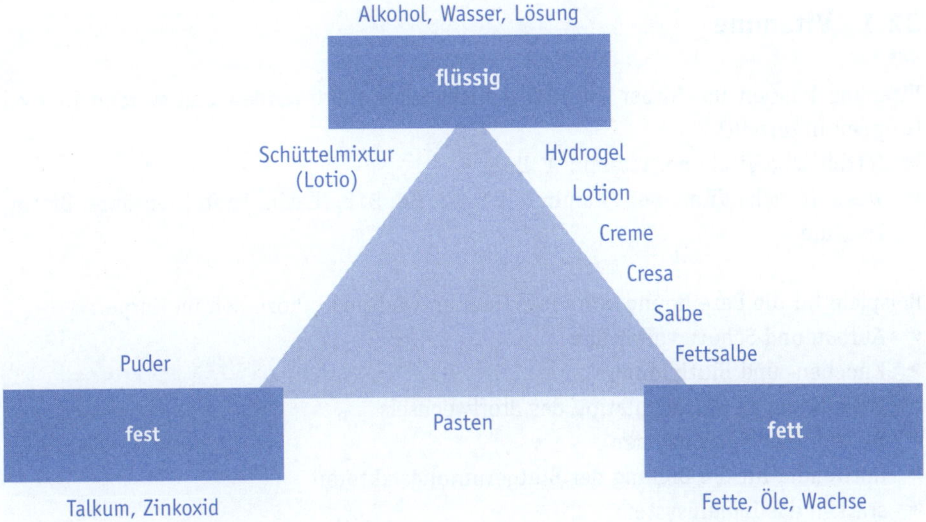

Abb. 5: Phasendreieck der dermatologischen Lokaltherapie

Es gibt zahlreiche Arzneimittelgruppen, die lokal auf der Haut angewandt werden. Beispiele sind:

- antientzündliche Arzneistoffe (z. B. topische Glukokortikoide, Calcineurininhibitoren, antiinflammatorische Antibiotika, nichtsteroidale Antiphlogistika, Retinoide)
- antimikrobielle Arzneistoffe (z. B. Antimykotika, Antibiotika, Virustatika, Antiparasitika, Antiseptika)
- Arzneistoffe gegen Gewebevermehrung (z. B. Vitamin-D-Derivate, Dithranol)
- immunmodulierende Arzneistoffe (z. B. zelltoxische Wirksubstanzen)

32 Vitamine und Mineralstoffe

Vitamine und Mineralstoffe gehören zu den Mikronährstoffen. Beide Gruppen sind für den Menschen lebensnotwendig. Sie sollten möglichst täglich mit der Nahrung aufgenommen werden, da sie an zahlreichen biochemischen sowie an Stoffwechselprozessen beteiligt sind.

32.1 Vitamine

Vitamine können im Körper unterschiedlich gespeichert werden und werden in zwei Gruppen unterteilt:

- fettlösliche Vitamine: Vitamin A, D, E, K
- wasserlösliche Vitamine: Vitamin C, B1, B2, B6, B12, Niacin, Pantothensäure, Biotin, Folsäure

Beispiele für die Beteiligung von Vitaminen an wichtigen Prozessen im Körper:

- Aufbau und Schutz von Zellen
- Knochen- und Blutbildung
- Mitwirkung an der Regulation des Stoffwechsels
- Bestandteile von Enzymen
- notwendig für die Bildung der Blutgerinnungsfaktoren
- stärken das Immunsystem

Spezifische Aufgaben einzelner Vitamine:

- Vitamin A: Beteiligung am Sehvorgang, Bedeutung für die Fortpflanzung. Vitamin A sorgt außerdem für gesunde Haut, Knochen, Knorpel und Zähne.
- B-Vitamine: Diese Vitamingruppe umfasst acht wasserlösliche Vitamine, die für zahlreiche Stoffwechselfunktionen wie Energiestoffwechsel und Muskelwachstum zuständig sind. Sie beeinflusst darüber hinaus die geistige Leistungsfähigkeit.
- Vitamin C: Die sogenannte Ascorbinsäure schützt die Zellen vor freien Radikalen, regt das Immunsystem an, ist an der Bildung von Kollagen und Steroiden beteiligt und erleichtert die Aufnahme von Eisen aus der Nahrung.
- Vitamin D: Kann vom Körper bei Sonneneinstrahlung auf die Haut selbst hergestellt werden. Vitamin D reguliert den Calciumhaushalt und beeinflusst die Knochendichte.
- Vitamin E: Zählt zu den Antioxidantien, fängt freie Radikale ab und schützt damit die Zellen.
- Vitamin K: Ist an der Blutgerinnung beteiligt, außerdem am Stoffwechsel des Bindegewebes und der Knochen.

Indikation für zusätzliche Vitaminzufuhr:

- ungenügende Vitaminzufuhr, z. B. einseitige Ernährung, Mangelernährung, einseitige Diäten
- erhöhter Vitaminbedarf, z. B. Schwangerschaft, Stillzeit, im Säuglingsalter, Alkoholabusus, Leistungssport, Dauerstress, Rauchen
- verminderte Vitaminresorption, z. B. Pankreasinsuffizienz, Darmentzündungen, Fehlen von Intrinsic Factor
- vermehrte Vitaminverluste, z. B. Hämodialyse, chronische Durchfälle, chronische Niereninsuffizienz

32.2 Mineralstoffe

Mineralstoffe kann der Körper nicht selbst herstellen, daher müssen sie über die Nahrung aufgenommen werden. Sie kommen sowohl in pflanzlichen als auch in tierischen Lebensmitteln vor.
Mineralstoffe sind Bestandteil jeder menschlichen Zelle und liegen in drei Formen vor:

- als Salze ungelöst in Knochen und Zähnen
- als Ionen gelöst in Körperflüssigkeiten
- als Bestandteil organischer Verbindungen

Beispiele für die Funktion verschiedener Mineralstoffe:

- Calcium ist ein Baustein für Knochen und Zähne.
- Magnesium ist ein Bestandteil von Knochen und Zähnen.
- Eisen ist u. a. an der Produktion des Blutfarbstoffs (Hämoglobin) und am Sauerstofftransport beteiligt.
- Jod wirkt an der Bildung des Schilddrüsenhormons Thyroxin mit.
- Natrium ist an der Aufrechterhaltung des Wasserhaushaltes beteiligt.

Unterteilung der Mineralstoffe:

- Mengenelemente: Natrium, Kalium, Magnesium, Chlorid, Calcium, Phosphor, Schwefel
- Spurenelemente: Zu den lebenswichtigen Spurenelementen gehören Chrom, Kupfer, Jod, Zink, Fluor, Selen, Mangan, Molybdän und Eisen. Bei Eisen liegt die Konzentration zwar bei etwa 60 mg/kg Körpergewicht, trotzdem zählt es zu den Spurenelementen.

Bei einer Konzentration von **über 50 Milligramm je Kilogramm Körpergewicht** spricht man von **Mengenelementen**, ansonsten von Spurenelementen.
Ultraspurenelemente sind eine Untergruppe der Spurenelemente, die im menschlichen Körper nur in sehr geringen Konzentrationen vorkommen. Die genaue Funktion dieser Elemente ist bisher nicht bekannt. Sie können bei zu großer Aufnahme zu gesundheit-

lichen Schäden führen, werden jedoch in kleinsten Mengen vom Körper benötigt. Dazu zählen z. B. Aluminium, Arsen, Blei, Bor, Quecksilber und Titan.

Spezifische Aufgaben einzelner Mineralstoffe:

- Natrium: Regulation des Elektrolyt- und Wasserhaushalts sowie des Säure-Basen-Haushalts, Aktivierung von Enzymen, Beteiligung an der Weiterleitung von Reizen in Nervenfasern, Bestandteil der Magensäure.
- Kalium: Erhält die Gewebespannung und ist beteiligt an der Reizweiterleitung im Nervensystem.
- Calcium: Am Aufbau von Zähnen und Knochen ist beteiligt, spielt eine wesentliche Rolle bei der Blutgerinnung, beteiligt an der Reizweiterleitung im Nervensystem und in der Muskulatur.
- Phosphor: Erhält zusammen mit Calcium Knochen und Zähne, hilft, den pH-Wert konstant zu halten.
- Magnesium: Fördert die Knochenmineralisierung und ist wichtig für die Übertragung von Reizen vom Nerven auf den Muskel.
- Selen: Als Antioxidans schützt es Zellen vor schädigenden Substanzen. Stärkt die Immunabwehr, fördert den Aufbau der Schilddrüsenhormone.
- Chrom: Spielt eine wichtige Rolle im Kohlenhydratstoffwechsel.
  (oege.at)

Übung
Ergänzen Sie diese Tabelle. Recherchieren Sie im Internet (z. B. https://aspregister.basg.gv.at/aspregister) oder nehmen Sie, wenn vorhanden, einen Austria-Codex zur Hand.

Name	Indikation	Arzneinamen in Österreich	Applikationsform (z. B. Tropfen, Tabletten ...)
Ascorbinsäure (Vitamin C)	Prophylaxe und Therapie von Skorbut		
Cholecalciferol (Vitamin D_3)	Zur Vorbeugung und Behandlung eines Vitamin-D-Mangels		
Ergocalciferol Prohormon (Vitamin D_2)	Zur Vorbeugung und Behandlung eines Vitamin-D-Mangels		
Jod	Struma-Prophylaxe in Jodmangelgebieten, wo der Bedarf durch Jodsalz nicht gedeckt ist		
Nicotinamid (Vitamin B_3)	Prophylaxe und Therapie des Nicotinamid-Mangels		
Pyridoxin (Vitamin B_6)	Behandlung des Pyridoxin-Mangels aufgrund metabolischer Erkrankungen, bei Nervenschäden durch Isoniazid, Sideroblastische Anämie		
Retinol (Vitamin A)	Prophylaxe und Therapie des Retinol-Mangels, Vermeidung von Komplikationen der Masern		
Riboflavin (Vitamin B_2)	Therapie des Riboflavin-Mangels		
Thiamin (Vitamin B_1)	Prophylaxe und Therapie des Thiamin-Mangels		
Calciumglukonat	Therapie der Tetanie durch Calciummangel		

33 Homöopathie

Die Homöopathie ist eine über 200 Jahre alte Lehre. Sie wurde vom deutschen Arzt Samuel Hahnemann (1755–1843) begründet. Der wichtigste Grundsatz lautet: „Ähnliches möge mit Ähnlichem geheilt werden", d. h. eine Krankheit wird mit einer homöopathisch verdünnten Substanz behandelt, welche beim gesunden Menschen ähnliche Symptome hervorruft wie diese Krankheit (z. B. Belladonna = Tollkirsche zur Fieberbehandlung).
Die Homöopathie ist eine Heilmethode, die sowohl bei akuten als auch bei chronischen Erkrankungen eingesetzt werden kann. Zuerst sollten die Selbstheilungskräfte der Patienten eventuell mit Hausmitteln wie Tees, Wickeln, Bädern etc. unterstützt werden. Erst wenn dies nicht ausreicht, sollte zu homöopathischen Mitteln gegriffen werden. Kennt man die Grundsätze der klassischen Homöopathie und ist man in der Lage, das richtige Heilmittel auszuwählen und zu verabreichen, kann man einfachere gesundheitliche Störungen selbst behandeln.

Auswahl des homöopathischen Mittels:
- ein Symptom genügt nicht zur Mittelauswahl: Das Gesamtbild ist entscheidend!
- Bei chronischem Verlauf: Konstitutionsbehandlung.
- Erstordination (dauert 1–2 Stunden): klassische Homöopathie.

Um das richtige homöopathische Mittel zu finden, wird nicht nach dem Krankheitsnamen bzw. nach der Diagnose gesucht. Wegweisend sind die individuellen Symptome der Patientin. Es ist also weniger wichtig, welche Krankheit die Patientin hat, sondern wie sich die betreffende Krankheit bei ihr äußert. Dabei wird jede Patientin als individuelle Persönlichkeit betrachtet. Es ist durchaus möglich, dass von fünf Patienten, welche an derselben Krankheit (z. B. Durchfall) leiden, jeder aufgrund der individuellen Symptomatik ein anderes Mittel braucht.
Als Erstes sind eine genaue Beobachtung und ausführliche Befragung des Patienten notwendig:
- Welche Krankheit hat er? (Durchfall, Fieber, Halsschmerzen …)
- Wie ist sein Aussehen? (bleich, gerötet, aufgedunsen, Ausschläge …)
- Was ist die Ursache der Beschwerden? (Verletzung, bestimmte Nahrungsmittel, Hitze, Kälte, Stress …)
- Wie verhält sich der Patient? (apathisch, ängstlich, aufgeregt, ärgerlich, aggressiv, braucht er Gesellschaft, will er alleine sein …)
- Was empfindet der Patient? (Frieren, Schwitzen, Jucken, Stechen …)
- Welcher Art sind die Schmerzen? (pulsierend, stechend, brennend, ziehend …)
- Was bessert, was verschlimmert die Beschwerden? (Wärme, Kälte, Ruhe, Bewegung, Tages-/Nachtzeiten …)

Aufgrund dieser Beobachtungen wird nun das richtige Mittel gesucht.

- Gewählt wird dasjenige Mittel, das mit dem Symptombild am besten übereinstimmt.
- Das Mittel, das Symptome erzeugt, die dem vorliegenden Krankheitsbild am ähnlichsten sind, ist mit größter Wahrscheinlichkeit das richtige.

33.1 Das homöopathische Arzneimittel

Es gibt ca. 2.000 geprüfte homöopathische Mittel. Sie werden speziell zubereitet, d.h. die Substanzen werden stufenweise verdünnt und verschüttelt (Potenzierung). Man nimmt an, dass bei diesem Vorgang die Heilkräfte des Medikamentes verstärkt werden.

Homöopathische Arzneimittel werden gewonnen aus:

- Pflanzen, z.B. Sturmhut (Aconitum), Tollkirsche (Belladonna), Küchenschelle (Pulsatilla)
- Tieren, z.B. Bienengift (Apis), Buschmeisterschlangengift (Lachesis)
- Metallen, z.B. Kupfer (Cuprum metallicum), Gold (Aurum metallicum)
- Mineralien, z.B. Kieselsäure (Silicea), Kalk (Calcium carbonicum), Schwefel (Sulfur)
- auch durch Krankheiten produzierte Stoffe (Nosoden, wie Blut, Krankheitserreger oder Krebszellen ...) kommen zur Anwendung

Zur Herstellung der homöopathischen Arzneien:

- die Mittel wirken umso stärker und umso spezifischer, je mehr man sie verdünnt (Energiezuwachs)
- Potenzieren = Vornehmen von Verdünnungsschritten
- bei höheren Verdünnungen ist der Ausgangsstoff mit analytischen Methoden nicht mehr nachweisbar
- 1 Tropfen Urtinktur + 9 Tropfen Alkohol = D1 = 1:10 (D kommt von Dezimal, Bsp. D2: 1:100, D3: 1:1000 ...)
- 1 Tropfen Urtinktur + 99 Tropfen Alkohol = C1 = 1:100 (C kommt von Centesimal, Bsp. C2: 1:10.000, C3: 1:1.000.000)

33.2 Anwendung und Dosierung

Zu beachten:

- Es gibt Denkansätze, die nicht wissenschaftlich bewiesen sind.
- Homöopathie ist eine Erfahrungsmedizin.

Dosierung:

- akut: alle zwei Stunden (max. 24 Std. lang)
- Erstverschlimmerung nach der ersten Anwendung möglich

- falsche Wahl, falls nach drei- bis viermaliger Einnahme kein Effekt auftritt
- absetzen bei Besserung

Für die Akutbehandlung hat sich die Potenz C30, bei Arnica C200 bewährt. Die normale Dosis für Erwachsene wie auch für Kinder beträgt 3–5 Globuli. In akuten Fällen können die Globuli in einem Glas (ca. 2 dl) Wasser aufgelöst und bis zur Besserung getrunken werden (alle 15 Minuten ein Schluck). Meistens tritt eine Besserung innerhalb von 2–3 Stunden ein. Oft reicht eine einzige Gabe. Falls nötig, kann die Gabe nach 3 Stunden wiederholt werden. Sobald eine Besserung eintritt, darf kein weiteres Mittel mehr verabreicht werden, auch wenn die Symptome noch nicht ganz verschwunden sind.

Anwendungshinweise:

- keine Metalllöffel verwenden
- Globuli nicht mit der Hand berühren (Plastiklöffel, Flaschendeckel)
- kein CO_2-Wasser
- Grenzen der Selbstbehandlung erkennen
- vor und nach der Einnahme des Mittels sollte 30 Minuten nicht geraucht, gegessen oder getrunken werden
- Mittel nie direkt nach dem Zähneputzen einnehmen
- das Medikament langsam im Mund zergehen lassen
- ebenfalls zu vermeiden sind ätherische Öle (z.B. Pfefferminze) und regelmäßiger Konsum von Kaffee, Schwarztee, Cola, Pfefferminz- und Kamillentee

33.3 Aufbewahrung der homöopathischen Mittel

Homöopathische Heilmittel sind unbeschränkt haltbar, sofern sie richtig aufbewahrt werden.

- Die Mittel dürfen nie der Sonne oder Hitze ausgesetzt werden.
- Die Mittel müssen vor Licht und Feuchtigkeit geschützt werden.
- Die Mittel sollten nicht in der Nähe von stark riechenden Substanzen (Parfums, Reinigungsmitteln, ätherischen Ölen etc.) aufbewahrt werden.

34 Phytotherapie (Pflanzenheilkunde)

Die Phytotherapie ist eine alte Heilmethode, bei der man pflanzliche Arzneimittel zur Vorbeugung, Linderung und Behandlung von Krankheiten einsetzt.

34.1 Geschichtliche Entwicklung

Die Anwendung von Heilpflanzen zur Heilung, Kräftigung und Erhaltung der Gesundheit wurde in Europa anfänglich vor allem von christlichen Mönchen gepflegt. Fast in jedem Kloster legte man einen Kräutergarten an. Aber auch außerhalb der Klöster lebten viele pflanzenkundige Heilerinnen, die mithilfe von Blättern, Blüten, Wurzeln und Früchten kranken Menschen zu helfen versuchten. Ein berühmter Vertreter der ärztlich eingesetzten Phytotherapie war Paracelsus (1493–1541).
Im letzten Jahrhundert begann eine neue Entwicklung in der Pflanzenheilkunde. Mittels chemischer Arbeitsmethoden begann man, einzelne Wirkstoffe aus den Pflanzen zu isolieren. Durch die chemische Isolierung gewisser Wirkstoffe aus Giftpflanzen konnte man nun auch das frühere Problem der risikoreichen, nicht immer genau bestimmbaren Dosierung umgehen. Es ist nun möglich, die einzelnen Wirkstoffe genau dosiert in Form von Tabletten, Tropfen, Salben oder Ölen herzustellen. Heute werden die meisten Medikamentenwirkstoffe ohne pflanzliche Grundsubstanz hergestellt.

34.2 Die Heilpflanzen und ihre Wirkstoffe

Früher baute man Heilkräuter selbst an oder sammelte wild wachsende Pflanzen. Sie wurden meistens getrocknet und dienten so bis zur nächsten Ernte als Vorrat. Das Sammeln und Zubereiten von Heilpflanzen setzt ein fundiertes Wissen voraus, denn je nach Pflanze ist der Wirkstoffgehalt abhängig von der Jahres- oder Tageszeit, während der die Sammlung erfolgt.
Auch muss man genau wissen, ob man von einer Pflanze die Blüten, die Blätter oder die Wurzeln benötigt. Nicht jede wild wachsende Pflanze enthält gleich viele Wirkstoffe. Um eine bestimmte Mindestqualität und -konzentration zu garantieren, werden Heilpflanzen für den Handel häufig in einer speziell kontrollierten Umgebung unter immer gleichen Bedingungen angebaut.
In einer Pflanze sind im Gegensatz zu den meisten chemisch hergestellten Medikamenten immer mehrere Wirksubstanzen enthalten. Die traditionelle Naturheilkunde setzt auf die gesamten Auszüge einer oder mehrerer Heilpflanzen, da gerade das Gemisch der Wirkstoffe die Wirkung erzielt und nicht der Einzelstoff.

Die wichtigsten Inhaltsstoffe und Wirksubstanzen der Heilpflanzen lassen sich unterteilen in:

- Bitterstoffe zur Stärkung des Körpers und bei nervlicher Anspannung (z. B. Tausendgüldenkraut, Enzian)
- ätherische Öle gegen Infektionskrankheiten (z. B. Eukalyptus, Rosmarin, Thymian, Pfefferminz)
- Alkaloide (giftig!) gegen Herzbeschwerden und Schmerzen (z. B. Tollkirsche, Opium, Morphium, Codein, Chinidin)
- Gerbstoffe bei Entzündungen und kleineren Blutungen (z. B. Schwarztee, Heidelbeere)
- Glykoside gegen Herzbeschwerden (z. B. Roter Fingerhut)
- Saponine gegen Husten und Störungen der Harnwege (z. B. Efeu, Schlüsselblume, Birkenblätter)
- Schleimstoffe gegen Entzündungen der Atemwege und des Magen-Darm-Trakts (z. B. Königskerze, Eibisch)

siehe Tabelle 3, S. 105 ▶

Tab. 3: Natürliche Heilmittel und Pflanzen

Pflanze	Indikation	Wirkungsweise	Fertigpräparat Anwendung/Besonderes
Anis	Infektionen der oberen Atemwege, Blähungen, krampfartige Beschwerden des Magen-Darm-Traktes	Fördert das Abhusten von Sekret/Schleim, schwach krampflösend, antibakteriell	Bronchostop® gtt. Tee: zur Förderung der Schleimlösung morgens und/oder abends vor dem Schlafengehen 1 Tasse Tee aus 1–2 TL voll gequetschtem Anis. Bei Magen-Darm-Beschwerden mehrmals 1 EL Tee
Baldrianwurzel	Nervöse Erregungszustände, Einschlafstörungen, krampfartige Magen-Darm-Schmerzen	Beruhigend, Schlafbereitschaft fördernd	Baldrian-Disput f.® Drg. Tee: 2–3x täglich und vor dem Schlafengehen 1 Tasse Tee aus 1 TL (35 g) Baldrianwurzel
Bärentraubenblätter	Harnwegsinfekte	Antibakteriell	Cephanephrin® N Tee: 3–4x täglich 1 Tasse Tee aus 1 knappem TL (ca. 2 g) Bärentraubenblätterpulver; Cave: bei längerer Anwendung evtl. Leberschäden
Brennnesselkraut	Dysurie	Leicht harntreibend	Urogut® Kps. Tee: 3–4x tägl. 1 Tasse Tee aus 3–4 TL (ca. 4 g) Brennesselkraut
Efeublätter	Infektionen der oberen Atemwege	Fördert das Abhusten von Sekret/Schleim, krampflösend, schleimhautreizend	Prospan® gtt. Nicht zur Teezubereitung geeignet!
Eibisch	Schleimhautentzündungen im Mund-Rachenraum, im Bereich der oberen Luftwege und des Magen-Darm-Traktes	Reizlindernd, steigert die Phagozytose, hemmt die Aktivität der Schleimhaut beim Schleimtransport	Bronchostop Sirup® Tee aus Eibischblättern: mehrmals täglich 1 Tasse aus 1 TL Blättern Tee aus Eibischwurzeln (Kaltauszug): 1 EL (15 g) mit 150 ml kaltem Wasser ansetzen, unter häufigem Umrühren 1 1/2 Std. ziehen lassen und durch ein Teesieb gießen. Mehrmals täglich eine Tasse davon trinken (bei Bedarf vor dem Trinken erwärmen)
Eukalyptusblätter	Bronchitis	Fördert den Sekrettransport und das Abhusten von Schleim, schwach krampflösend	Sanvita-Bronchial® Kps. Tee: 3x täglich 1 Tasse Tee aus 1/2 TL (ca. 2–3 g) Eukalyptusblättern

Fortsetzung Tab. 3: Natürliche Heilmittel und Pflanzen

Pflanze	Indikation	Wirkungsweise	Fertigpräparat Anwendung/Besonderes
Fenchel	Blähungen, krampfartige Magen-Darm-Schmerzen, verschleimte Atemwege	Fördert den Sekrettransport, antiseptisch, entblähend (karminativ)	Hustentee Stada® N, Eucarbon Tbl. Tee: 2–4x täglich 1 Tasse Tee aus 1–3 TL Fenchel zwischen den Mahlzeiten trinken
Holunderblüten	Fieberhafte Erkältungskrankheiten	Schweißtreibend, vermehrt die Bronchialsekretion	Grippetee Tee: mehrmals täglich (v. a. in der 2. Tageshälfte) 1–2 Tasse Tee aus 2 TL (3–4 g) Holunterblüten so heiß wie möglich trinken
Johanniskraut	Psychovegetative Störungen, depressive Verstimmung, Angst, Nervosität und Unruhe	Mild antidepressiv	Esbericum® Kps. Tee: regelmäßig morgens und abends 1–2 Tassen Tee aus 1–2 TL Johanniskraut trinken. Für nachhaltige Wirkung über mehrere Wochen oder Monate anwenden
Kamillenblüten	Entzündungen und Krämpfe im Magen-Darm-Bereich, Zahnfleisch- und Schleimhautentzündungen in der Mundhöhle (z. B. Aphthen)	Entzündungshemmend, krampflösend, wundheilungsfördernd, antibakteriell	Magen-Tee Stada®, Kamillosan® Tee: bei Erkrankungen im Magen-Darm-Bereich 3–4x täglich 1 Tasse Tee aus 1 EL Kamillenblüten warm zwischen den Mahlzeiten trinken. Bei Entzündungen im Mund- und Rachenraum mit dem Tee tgl. mehrmals spülen oder gurgeln
Koriander	Völlegefühl, Blähungen, leichte, krampfartige Magen-Darm-Störungen	Krampflösend, entblähend, antibakteriell, fungizid	Mariazeller Magentropfen Tee: mehrmals täglich 1 Tasse Tee aus 2 TL Koriander warm zwischen den Mahlzeiten trinken
Kümmel	Völlegefühl, Blähungen, leichte, krampfartige Magen-Darm-Störungen, Verdauungsbeschwerden bei Säuglingen	Krampflösend, antiseptisch	Sanvita-Magenkapsel® Tee: 2–4x täglich 1 Tasse Tee aus 1–2 TL Kümmel warm zwischen den Mahlzeiten trinken
Kürbiskerne	Dysurie, Prostatahyperplasie (Anwendung erfolgt über Monate)	Verbessert die Miktion trotz vergrößerter Prostata (genaue Wirkungsweise bisher ungeklärt)	Granufink® Granulat Teezubereitung nicht möglich, es können aber 1–2 EL (15–30 g) gemahlene oder zerhackte Kürbissamen mit Flüssigkeit eingenommen werden (harte Schale vorher entfernen)

Fortsetzung Tab. 3: Natürliche Heilmittel und Pflanzen

Pflanze	Indikation	Wirkungsweise	Fertigpräparat Anwendung/Besonderes
Linden-blüten	Hustenreiz bei Infekten der Atemwege, Erkältungen	Lindert Hustenreiz, schweißtreibend	Grippetee Tee: mehrmals täglich (vor allem in der 2. Tageshälfte) 1–2 Tassen Tee aus 1–2 TL (2–4 g) Lindenblüten pro Tasse so heiß wie möglich trinken
Marien-distel-früchte	Leichte Verdauungsbeschwerden bei Leberschädigung, chron. entzündliche Lebererkrankungen, Leberzirrhose	Regt die Regeneration der Leber an, stimuliert die Neubildung von Leberzellen	Hepa-Merz®, Legalon® Tee: 3–4x täglich 1 Tasse Tee aus 1 TL (3–5 g) zerstoßenen Mariendistelfrüchten 1/2 Stunde vor den Mahlzeiten trinken (bis die Beschwerden abgeklungen sind)
Pfeffer-minz-blätter	Krampfartige Beschwerden im Magen-Darm-Bereich und im Bereich von Gallenblase und -wegen	Krampflösend, regt die Sekretion von Gallensäuren an (choleretisch, entblähend)	Japanisches Heilpflanzenöl Tee: 3–4x täglich 1 Tasse Tee aus 1 EL Pfefferminzblättern warm zwischen den Mahlzeiten trinken
Ross-kastanien-samen	Chronisch-venöse Insuffizienz, Varikosis, Weichteilschwellungen nach OP/Trauma	Stärkt die Venen und Venenwände, hemmt den Austritt von Flüssigkeit und Zellen aus den Blut- und Lymphgefäßen	Venostasin® Nicht zur Teezubereitung geeignet!
Säge-palmen-früchte	Miktionsbeschwerden bei benigner Prostatahyperplasie	Hemmt die Wirkung der Androgene an der Prostata	Prostagutt® Tee: 1 Tasse Tee mit 1 TL Sägepalmenfrüchten zubereiten
Sennes-blätter/ -früchte	Opstipation, zur leichten Darmentleerung z. B. bei Analfissuren, Hämorrhoiden, nach OP, zur Darmreinigung, z. B. vor OP	Abführend (Wirkung tritt erst nach 6–10 Stunden ein, da der „abführende" Bestandteil erst im Dickdarm wirksam wird)	X-Prep®, Agiolax® Tee: morgens und/oder abends vor dem Schlafengehen 1 Tasse Tee aus ½–1 TL einnehmen. Früchte wirken milder als Blätter, Tee nur einige Tage einnehmen
Weißdorn-blätter mit Blüten	Leichte Herzinsuffizienz, Druck- und Beklemmungsgefühl in der Herzgegend	Stärkt Leistung des Herzmuskels, bewirkt eine Zunahme der Koronar- und Myokarddurchblutung	Crataegutt® Tbl. Tee: 2–3x täglich 1 Tasse Tee aus 2 TL Weißdornblättern trinken
Spitz-wegerich-kraut	Infekte der oberen Atemwege, Entzündungen der Mund- und Rachenschleimhaut	Reizlindernd, antibakteriell, wundheilend und schmerzlindernd	Spitzwegerich-Hustensaft® Tee: mehrmals täglich 1 Tasse Tee aus 2 TL (ca. 3 g) Spitzwegerichkraut langsam trinken

34.3 Gewinnung und Zubereitung

Auszüge aus Arzneimittelpflanzen werden gewonnen aus:
- Blättern (lat. folia)
- Fruchtschalen
- Rinden (lat. cortex)
- Holz
- Wurzeln (lat. radix)
- Wurzelstock
- Zwiebeln (lat. bulbus)
- Knollen
- Flechten
- Beeren
- Blüten (lat. flores)
- Knospen
- Drüsen
- Sprossen
- Zweigspitzen
- Stängeln
- Kraut
- Samen (lat. semina)

Es gibt Zubereitungen für innere und äußere Anwendungen:
- Tee – sowohl zum Trinken als auch zum Spülen und Gurgeln
- Frischsäfte – aus frischen Pflanzenteilen zum Einnehmen
- Tinkturen – dabei werden frische Pflanzen z. B. mit Alkohol übergossen und nach mehreren Tagen filtriert (z. B. Arnika), Tinkturen kann man zum Auftragen auf erkrankter Haut oder Schleimhaut verwenden
- Aufgüsse – aus Kräutern zum Inhalieren
- Umschläge und Wickel – bei denen man einen Pflanzenaufguss verwendet
- Fertigarzneimittel – z. B. Kräuterauszüge in alkoholischer Lösung als Hustenmittel

34.4 Einsatz von Phytotherapie

Zur Krankheitsvorbeugung
- Abwehrstärkung (Echinacea)
- Entschlackung (Brennnesseltee)

Leichtere Beschwerden
- verschiedene Hautprobleme (Olivenöl, Kamille, Eichenrinde)
- Verstopfung (Tees, Feige)

- Erkältungen (Inhalationen, Tees)
- Desinfektion kleiner Wunden (Arnika)
- Fieber (Tees, Wickel)

Schwerere, chronische Erkrankungen

Bei chronischen Erkrankungen sollten Pflanzenheilmittel erst nach Abklärung durch den Arzt und mit dessen Einverständnis angewendet werden. Sie kommen hier ergänzend und unterstützend zur Anwendung bei:

- rheumatischen Beschwerden (Löwenzahn)
- chronischer Bronchitis (Efeu, Thymian)
- Bluthochdruck (Knoblauch)

> **WICHTIG!**
> Die Wirkkraft, aber auch die Gefahr von Nebenwirkungen wird bei pflanzlichen Heilmitteln oftmals unterschätzt. Daher ist es wichtig, sich vor jeder Anwendung genau zu informieren, wie das entsprechende Mittel zubereitet und in welcher Dosierung es eingesetzt werden soll.

Eine Ärztin sollte aufgesucht werden, wenn:

- die Behandlung mit pflanzlichen Heilmitteln nichts nützt
- eine Verschlechterung der Beschwerden auftritt

34.5 Aromatherapie

Die Aromatherapie ist ein Teilbereich der Phytotherapie.
Ätherische Öle sind natürliche Substanzen, die von Pflanzen gebildet werden. Sie bestehen aus organischen Stoffen wie Alkoholen, Estern, Ketonen oder Terpenen. Pflanzen produzieren ätherische Öle, um Insekten anzulocken oder Schädlinge zu vertreiben und die Pflanze so vor Krankheiten zu schützen.

Ätherische Öle werden durch Wasserdampfdestillation, manchmal auch durch Kaltpressung aus Pflanzen gewonnen.
Entweder gelangen die Duftmoleküle über die Nase auf die Riechschleimhaut, die zum zentralen Nervensystem gehört, oder die Öle dringen direkt über die Haut oder den Magen-Darm-Trakt in den Körper ein.
Anwendungsmöglichkeiten sind z. B. Körperöl, Massageöl, Duftlampen, Bäder, Wickel und Auflagen.

Beispiele:

Wirkung	Öl
aktivierend	Fichtennadel, Muskatnuss, Thymian, Citronella, Rosmarin
antibiotisch, desinfizierend	Lavendel, Nelke, Salbei, Eukalyptus, Teebaumöl, Kamille, Zwiebel
aphrodisierend	Rose, Patschuli, Sandelholz
beruhigend	Rosmarin, Fichtennadeln, Thymian, Citronella, Muskatnuss
lindert Erkältungen	Fichte, Eukalyptus, Minze
hautpflegend	Lavendel, Rose
lindert Husten	Thymian, Muskat, Pfefferminz, Thuja, Zitrone
krampflösend	Lavendel, Melisse, Ylang-Ylang, Vanille, Kamille, Fenchel
konzentrationsfördernd	Eukalyptus, Rosmarin, Cajegut, Lemongrass
Mückenschutz	Citronella, Eukalyptus, Teebaumöl
schmerzstillend	Pfefferminze, Kamille, Bergamotte, Geranium
stimmungsaufhellend	Rose, Neroli, Geranium, Lemongrass, Mandarine
verdauungsfördernd	Majoran, Kümmel, Zimt

Zu beachten:

Ätherische Öle können sehr stark reizen und dürfen daher immer nur verdünnt angewandt werden, sie sollten in purer Form nicht direkt mit der Haut und den Schleimhäuten in Kontakt kommen.

Zu hohe Konzentrationen können zu starken Reizungen und Kopfschmerzen führen.

Um mögliche allergische Reaktionen auf ätherische Öle auszuschließen, sollten sie vor der Anwendung auf ihre Verträglichkeit geprüft werden, etwa indem ein Tropfen in der Ellenbeuge aufgetragen und abgewartet wird, ob es eine Reaktion gibt oder nicht.

Alle Zitrusöle sowie Lorbeer, Zimtrinde und Cassia können Allergien fördern und sind von hochallergischen Menschen am besten ganz zu meiden, auch in der Duftlampe.

Bei Asthmatikern können bei der Anwendung ätherischer Öle sowie bei der Inhalation des Duftes Atemprobleme auftreten, daher gilt hierbei besondere Vorsicht.

Einige ätherische Öle können Wehen auslösen, sodass in der Schwangerschaft besonders auf die Auswahl geachtet werden muss (z.B. dürfen u.a. Angelikawurzel, Anis, Basilikum, Kampfer, Majoran, Melisse, Minze, Muskat, Myrrhe, Gewürznelke, Schopflavendel, Spearmint, Ysop, Zimt und Zedernholz nicht angewendet werden).

Damit man ätherische Öle verdünnen kann oder Mischungen aus ätherischen Ölen herstellen kann, benötigt man sogenannte Trägeröle. Diese Trägeröle haben wiederum selbst gewiss heilende Eigenschaften, die man bei der Art der Anwendung beachten sollte, z.B. Aprikosenöl, Mandelöl, Jojobaöl, Johanniskrautöl, Olivenöl, Kokosöl.

Anwendungsbeispiele

Körperöl und Massageöl: 5–10 Tropfen ätherisches Öl und 100 ml Pflegeöl (z. B. Mandelöl) mischen.

Aromabad: Ätherische Öle stets mit einem Emulgator mischen, z. B. mit 2 EL Sahne oder Honig, flüssiger Seife oder einer Handvoll Meersalz. Dosierung: Vollbad: 5–15 Tropfen; Sitzbad: 3–5 Tropfen; Fußbad: 3–5 Tropfen.

Aromakompresse: 2–4 Tropfen ätherisches Öl in 2 Liter Wasser mischen und damit ein Baumwolltuch tränken.

Teil II
Pflegefachassistenz

1 Genderaspekte bei Arzneimitteln

Gendermedizin ist ein Fachbereich, der sich mit Geschlechtsunterschieden und den unterschiedlichen medizinischen Bedürfnissen von Männern und Frauen beschäftigt.
Aufnahme, Verteilung im Körper, Aktivierung, Wirkung, Inaktivierung und Ausscheidung von Arzneimitteln können bei Frauen und Männern unterschiedlich sein. Einige Beispiele für die Ursachen hierfür:

- Schwankungen der Geschlechtshormone im weiblichen Zyklus und während der Schwangerschaft
- unterschiedliche Fett- und Wasserverteilung bei Mann und Frau
- geringere Größe und Gewicht bei Frauen, auch durch physiologisch geringere Knochendichte
- der weibliche Magen arbeitet langsamer, weshalb Frauen die gleiche Dosis an Medikamenten anders aufnehmen als Männer
- kleineres Herz, kleinere Lungen und weniger Blut im weiblichen Körper
- höherer Säuregehalt der Magensäure im männlichen Magen

Viele Arzneimittel wirken bei Frauen und Männern gleich oder sehr ähnlich. Bei Verabreichung einiger Medikamente zeigen sich jedoch Unterschiede bei Wirkungen und Nebenwirkungen. Diese Wirkungsunterschiede müssen bei Auswahl, Dosierung oder Erkennung bezüglich möglicher unerwünschter Wirkungen beachtet werden.

Resorption

Ein höherer Säuregehalt der Magensäure von Männern und Unterschiede bei der Resorption aus dem Darm können die Aufnahmemenge und die Aufnahmegeschwindigkeit eines Wirkstoffes beeinflussen.

Distribution

Wirkstoffe verteilen sich durch Einflussfaktoren wie Gewicht und Körpergröße (Männer sind größer und schwerer) oder Fettgehalt (bei Frauen höher) unterschiedlich in den Körpern. Fettlösliche Medikamente werden im Fettgewebe gespeichert und verbleiben dadurch bei Frauen länger im Körper als bei Männern.

Biotransformation

Wirkstoffe von Arzneien können von Enzymen aktiviert und inaktiviert bzw. so umgewandelt werden, dass sie ausgeschieden werden können. Die Enzymaktivität ist bei Mann und Frau unterschiedlich. Das kann zu verstärkter oder abgeschwächter bzw. zu verlängerter oder verkürzter Wirkung führen.
Auch Tabakrauchen steigert z. B. die Enzyme CYP1A2, die auch bestimmte Arzneiwirkstoffe wie Duloxetin abbauen können; daher benötigen Rauchende eine höhere Dosis als Nichtrauchende.

Elimination

Arzneimittel werden zum überwiegenden Teil über die Nieren und/oder den Darm ausgeschieden. Bei Männern erfolgt die Ausscheidung über die Nieren schneller als bei Frauen.

Nebenwirkungen

Medikamentennebenwirkungen werden von Frauen öfter berichtet.

Gründe dafür:

- Bei einem durchschnittlich niedrigeren Gewicht ist das Risiko einer Überdosierung größer.
- Frauen sind in der Wahrnehmung von Veränderungen im Körper sensibler.
- Fehldosierungen und unerwünschte Wirkungen sind bei Frauen schwieriger und möglicherweise erst nach der Zulassung zu erkennen, da in Arzneimittelstudien der Frauenanteil geringer ist.

2 Besonderheiten der Arzneimitteltherapie im Alter

Der physiologische Alterungsprozess führt zu Veränderungen im Körper, die auch die Wirkung von Arzneistoffen beeinflussen können.

Beispiele:
- Abnahme der Leistungsfähigkeit der Nieren
- Abnahme der Leberfunktion
- Blutdruckschwankungen können im Alter nicht mehr so gut ausgeglichen werden
- Abnahme von Muskelgewebe

2.1 Änderung der Pharmakokinetik[2] im Alter

Veränderung der Absorption

- Die Atrophie der Magen- und Darmschleimhaut führt zur Verkleinerung der Resorptionsoberfläche von oral eingenommenen Medikamenten.
- Die Säure- und Schleimproduktion im Magen ist vermindert (basische Arzneimittel müssen vor der Resorption durch Magen- und Darmschleimhaut zuerst in Magensäure gelöst werden).
- Verminderte Motilität im Gastrointestinaltrakt verlangsamt die Geschwindigkeit der Darmpassage.
- Die intestinale Durchblutung ist verschlechtert.

Veränderung der Verteilung

- geschlechtsunabhängige Zunahme des Fettanteils im Alter bis zu 30 %
- Abnahme des Wassergehalts im Körper um 10–20 %
- Verminderung der Serumalbumin-Konzentration um 15–20 %
- Abnahme von Muskelgewebe

Die obengenannten Veränderungen führen zu folgenden Effekten:
- Lipophile (fettlösliche) Arzneimittel haben ein größeres Verteilungsvolumen, z. B. ACE-Hemmer, Ampicillin, Lorazepam, L-Thyroxin.
- Hydrophile (wasserlösliche) Arzneimittel haben ein kleineres Verteilungsvolumen, z. B. Acetylsalicylsäure, Amoxicillin, Benzodiazepine, Furosemid.
- Für die Verteilung und Eliminierung von Medikamenten benötigt man Transporteiweiß. Die Eiweißsynthese ist im Alter reduziert und führt zu einem niedrigeren Albumingehalt. Die Transportkapazität für eiweißgebundene Substanzen ist daher erniedrigt. Der freie Anteil des Arzneimittels im Blut ist erhöht und erfordert eine Dosisreduktion des Medikaments, z. B. Vitamin-K-Antagonisten.
- Arzneimittel, die sich vorwiegend im Muskelgewebe verteilen, treffen auf eine geringere Muskelmasse, z. B. Digoxin (Einsatz bei Herzinsuffizienz oder Vorhofflimmern).

---

2 Grundlagen der **Pharmakokinetik**: Kapitel 8, S. 34

Metabolismus

Manche Medikamente werden in der Leber sehr stark metabolisiert, nur ein kleiner Teil von ihnen erreicht den systemischen Kreislauf (Blutkreislauf). Dieses Phänomen wird als „First-Pass-Effekt" bezeichnet. Dieser hepatische First-Pass-Effekt vermindert die Bioverfügbarkeit (Maß der Verfügbarkeit eines Arzneimittels im Blutkreislauf) eines Arzneistoffes.

Beispiele für den veränderten Metabolismus im Alter:

- durch Abnahme der Pumpleistung des Herzens wird auch die Leberdurchblutung vermindert, daher kommt es bei Arzneimitteln mit hohem „First-Pass-Effekt" zu einer erhöhten Bioverfügbarkeit, z. B. bei Calciumantagonisten (Verapamil®, Nifedipin) und Betablockern (Propanolol)
- reduzierte Enzymfunktion, z. B. Theophyllin, Diazepam
- Änderung der Zahl und der Bindungsfähigkeit (Affinität) der Rezeptoren

Veränderte Elimination

Altersbedingte Änderungen der renalen Ausscheidung (renale Clearance = Beurteilung der Nierenfunktion) ist der wichtigste Aspekt der Pharmakotherapie im Alter. Die Verminderung der renalen Clearance im Alter wird hauptsächlich durch vier physiologische Vorgänge hervorgerufen:

- Verminderung der Nierendurchblutung um ca. 50 %
- Anstieg des renalen Gefäßwiderstandes
- Abfall der glomerulären Filtrationsrate
- Reduzierung der tubulären Sekretion

Die im Alter eingeschränkte Nierenfunktion wird oft noch zusätzlich durch folgende Faktoren eingeschränkt:

- systemische Arteriosklerose
- chronisch erhöhter Blutdruck
- Diabetes mellitus
- kardiovaskuläre Erkrankungen
- Gewichtszunahme
- Lipidstoffwechselstörungen
- Glomerulonephritis
- Rauchen

Die Serumkonzentration von Kreatinin wird meistens zur Berechnung der glomerulären Filtrationrate (GFR) herangezogen, da die Bestimmung der Kreatinin-Clearance im Harn sehr zeitaufwändig und fehleranfällig ist.
Eine Dosisreduktion ist meist angezeigt bei

- Nierenfunktionseinschränkungen mit GFR < 50 ml/min
- Medikamenten mit geringer therapeutischer Breite, z. B. Digoxin (bei Herzinsuffizienz)

2.2 Änderung der Pharmakodynamik im Alter

Die Pharmakodynamik beschäftigt sich mit den Wirkungen von Arzneien auf den Organismus. Diese Wirkungen werden hauptsächlich durch Bindung an Rezeptoren ausgelöst. Der therapeutische Effekt wird durch Aktivierung oder Hemmung hervorgerufen. Es sind vor allem Funktionsstörungen der Rezeptoren, die eine veränderte Wirkung im Alter verursachen:

- die Menge der Rezeptoren ist vermindert oder erhöht bzw.
- die Bindungsstärke von Medikamenten an die Rezeptoren ist vermindert

Potenziell inadäquate Medikamente für ältere Menschen

Bestimmte Arzneimittel gelten als potenziell inadäquate Medikation bei älteren Patienten infolge eines erhöhten Risikos für unerwünschte Arzneimittelereignisse. 2010 wurde im Rahmen des Projektverbundes PRISCUS (lateinisch: „alt, altehrwürdig") eine deutsche Liste mit Arzneistoffen, die bei älteren Menschen vermieden werden sollten, erstellt (OEGKK).

Ein Ansatz, die Arzneimitteltherapie älterer Menschen zu verbessern, ist die sogenannte PRISCUS-Liste, auf deren Basis die österreichische PIM-Liste entwickelt wurde: https://media.medonline.at/2018/12/20170421_Arbeitsbehelf_Polypharmazie-3.pdf

Übung

Beschäftigen Sie sich mit dem Inhalt der PIM (potenziell inadäquaten Medikation) und der PRISCUS-Liste, denn je mehr Wissen Sie um die Sicherheit, die Nebenwirkungen und die Symptome haben, umso sicherer ist der Umgang mit Arzneimitteln für Sie selbst und die Patientinnen.

Medikamente im Alter: Welche Wirkstoffe sind ungeeignet?

3 Polypharmazie

Definition

2017 hat die Weltgesundheitsorganisation (WHO) Polypharmazie als den „gleichzeitigen und regelmäßigen Gebrauch von vier oder mehr rezeptfreien, rezeptpflichtigen oder traditionellen Arzneimitteln" definiert (WHO 2017). Das gleichzeitige Vorliegen mehrerer, meist chronischer Erkrankungen bei einer Person ist die Hauptursache für Polypharmazie.

Ursachen:

- Mit zunehmendem Alter steigt die Anzahl der Erkrankungen, an denen eine Person leidet.
- Moderne Behandlungsrichtlinien bedingen oft mehrere Medikamente.
- Der Konsum von rezeptfreien Präparaten nimmt zu (Nahrungsergänzungsmittel, Raucherentwöhnungspräparate …).
- Die Abstimmung der Medikation von verschiedenen Ärztinnen, die der Patient aufsucht, fehlt häufig.
- Unerwünschte Arzneimittelwirkungen können als neues Symptom oder Krankheitsverschlechterung gedeutet werden.

Interaktionen

Die Multimedikation im Alter führt häufig zu unerwünschten Nebenwirkungen, die durch die Interaktion der einzelnen Stoffe entstehen.

Wichtige Interaktionen:

- erhöhte Blutungsbereitschaft durch orale Antikoagulanzien
- verstärkte Hypoglykämieneigung durch orale Antidiabetika
- verstärkte Überleitungsstörungen durch herzwirksame Glykoside (z. B. Digoxin)

Compliance

Die Compliance bei der Einnahme und Verabreichung hat einen entscheidenden Einfluss auf die Wirksamkeit und die Risiken der Arzneimitteltherapie. Mithilfe eines geriatrischen Assessments kann bei Patientinnen auch die praktische Umsetzbarkeit der Medikation geprüft werden.

Beispiele: Prüfung der Fähigkeit

- zur Entnahme einer Tablette aus einem Blister
- zum Abzählen von Tropfen
- zum Öffnen von Sicherungsverschlüssen
- zum Verabreichen von subkutanen Injektionen

Beispiele für Fehlerquellen durch Non-Compliance:

- Unterdosierung
- Überdosierung
- Auslassen einzelner Dosen
- vollständiger Abbruch der Einnahme
- Abweichen von der Einnahmezeit
- Nichteinhalten von Einnahmeintervallen

Medikationsplan

Ein Medikationsplan unterstützt eine sichere Arzneimitteltherapie. Der Medikationsplan sollte übersichtlich sowie gut lesbar sein und folgende Angaben enthalten:

- Einnahmezeitpunkt
- Dosierung
- Art der Einnahme
- alle Medikamente, die eine Patientin von den Ärztinnen verordnet bekommen hat
- alle Medikamente, die ohne Rezept in der Apotheke gekauft wurden

Nach jeder Änderung der Medikation sollte eine Aktualisierung des Plans erfolgen. Der Plan soll bei jedem Arztbesuch oder Krankenhausaufenthalt mitgebracht werden.

Übung 2

Frau Margarete L., 88 Jahre, hat aufgrund ihrer Erkrankungen mehrere Medikamente einzunehmen.

Thrombo ASS® 100 mg und *Aspirin® Protect 100 mg Filmtabletten* – zur Vorbeugung von Thrombosen in den Herzkranzgefäßen, da sie bereits einen Herzinfarkt hatte (Reinfarktprophylaxe)

DIAMICRON® MR 60 mg – Diabetes Typ 2

Tramal® retard 100 mg Filmtabletten – Chronisches Schmerzsyndrom

Euthyrox 50 µg Tabletten – Schilddrüsenunterfunktion

Wie heißt der jeweilige Wirkstoff der aufgezählten Medikamente?

Gibt es Wechselwirkungen zwischen diesen Arzneimitteln?

Woran ist bei der Einnahme von Schilddrüsenhormonen zusammen mit Nahrungs- und Genussmitteln und Getränken zu denken?

4 Häufige Arzneimittelgruppen im Alter

4.1 Neuropsychiatrische Medikamente

Antidepressiva

Viele Medikamente gegen Depression bewirken, dass Serotonin und/oder Noradrenalin im Gehirn langsamer abgebaut werden. Medikamente, die die Wirkung bestimmter Botenstoffe des Gehirns verändern, beeinflussen unter Umständen nicht nur die Stimmung, sondern auch andere Hirnfunktionen. Die Nervenzellen älterer Menschen reagieren teilweise deutlich empfindlicher auf Arzneimittel als Nervenzellen von Menschen in jüngeren Jahren. Botenstoffe, mit denen das Gehirn arbeitet, wirken im Körper auch an anderer Stelle, wie z. B. im Magen-Darm-Trakt, und können dort zu Nebenwirkungen führen.

Trizyklische Antidepressiva

Die trizyklischen Antidepressiva sind ältere Medikamente zur Behandlung von Depressionen. Sie hemmen die Wiederaufnahme von Serotonin und Noradrenalin am präsynaptischen Neuron, beeinflussen aber auch andere Neurotransmitter. Trizyklische Antidepressiva haben daher eine breite Wirkungsweise, aber auch viele unerwünschte Wirkungen.

Wirkung:

- antidepressiv, stimmungsaufhellend
- beruhigend, schlaffördernd
- angstlösend
- schmerzlindernd
- antihistaminisch
- anticholinerg

Medikamente:
Saroten®, Tryptizol® (Amitriptylin), Anafranil®, Clomicalm® (Clomipramil), Tofranil® (Imipramin), Pertofran® (Despiranin)

Nebenwirkungen:

- Sehstörungen
- Kopfschmerzen
- Schwindel
- Tremor
- Schläfrigkeit
- Hypotonie
- Miktionsbeschwerden
- Obstipation

> **WICHTIG!**
> Die Behandlung wird einschleichend begonnen und ausschleichend beendet.
> Trizyklische Antidepressiva haben ein hohes Potenzial für Arzneimittelwechselwirkungen (z. B. mit Antihypertonika, Antiarrhythmika u. a.).

Selektive Serotonin-Rückaufnahme-Inhibitoren (SSRI)

Medikamente, die überwiegend auf den Botenstoff Serotonin wirken (SSRI), sind im Alter oft besser verträglich.

Wirkung:
SSRI blockieren gezielt das Transportmolekül, das den Überträgerstoff Serotonin wieder in seine Speicher zurückbefördert.

Medikamente:
Sertralin®, Citalopram®, Escitalopram®, Fluoxetin®

Nebenwirkungen:
- Übelkeit, Erbrechen
- Mundtrockenheit
- Schwitzen
- Schwindel
- Blutdruckveränderung
- sexuelle Funktionsstörungen bei Mann und Frau

> **WICHTIG!**
> Zubereitungen aus Johanniskraut (Hypericum perforatum) sind bei einigen Formen der Depression wirksam, können aber mit vielen anderen Medikamenten in Wechselwirkung treten, z. B. Theophyllin, Cumarine, Glykoside, Acetylsalicylsäure u. a.
> Einnahme nur in Absprache mit Arzt oder Ärztin!

Monoaminooxidase-A-Hemmer

Die Aufgabe der Monoaminooxidase (MAO) ist es, Monoamine wie Serotonin, Noradrenalin, Adrenalin und Dopamin abzubauen.

Wirkung:
Durch Hemmung des Enzyms Monoaminooxidase wird die Konzentration der Neurotransmitter erhöht.

Medikamente:
Aurorix® (Moclobemid)

Nebenwirkungen:
- Schlafstörungen
- Schwindel
- Übelkeit
- Kopfschmerzen
- Mundtrockenheit
- Miktionsstörungen

Neuroleptika

Neuroleptika wirken direkt an den Nervenzellen im Gehirn. Im Alter werden sie häufig bei Erregung, Unruhe, Verwirrtheitszuständen und aggressivem Verhalten eingesetzt.

Wirkung:
Neuroleptika führen zu einer Blockade der Rezeptoren für Dopamin im Gehirn, sodass der Botenstoff an der Empfängerzelle (postsynaptische Nervenzelle) keine Wirkung entfalten kann.

Es gibt
- typische Neuroleptika (Risperdal®, Haldol®)
- atypische Neuroleptika (Quetiapin®, Seroquel®, Melperon STADA®, Zyprexa®)

Nebenwirkungen:
- Störung des EPMS wie Tremor, Rigor
- Benommenheit
- Hypotension
- Tachykardien
- Mundtrockenheit
- Übelkeit, Erbrechen, Obstipation
- Verlängerung des QT-Intervalls im EKG

Hypnotika und Sedativa

Die Funktion der meisten Schlaf- und Beruhigungsmittel beruht auf der Verstärkung der Wirkung des Botenstoffes GABA in Gehirn und Nervensystem. GABA hemmt Hirnfunktionen wie

- Aufmerksamkeit
- Konzentrationsfähigkeit
- Bewegungskoordination

und fördert
- Entspannung der Muskeln
- das Einschlafen
- Linderung der Ängste

Probleme im Alter:
- Verschlechterung der Gedächtnisfunktion
- Stürze
- Benommenheit
- beeinträchtigtes Reaktionsvermögen

In der Geriatrie sollten kurz oder mittellang wirksame Schlaf- und Beruhigungsmittel (z. B. Triazolam, Lorazepam) in niedriger Dosierung eingesetzt werden. Zuvor sollten jedoch die Möglichkeiten pflanzlicher Arzneimittel und der Schlafhygiene ausgenutzt werden.

4.2 Antidementiva

Antidementiva sind Arzneimittel zur symptomatischen Behandlung von Demenzerkrankungen (Alzheimer-Demenz) und von Hirnleistungsstörungen wie Beeinträchtigung des Gedächtnisses sowie der Konzentrations- und Denkfähigkeit.

Cholinesterase-Hemmer

Acetylcholin ist für die Übertragung von einer Nervenzelle zur anderen zuständig.

Wirkung:
Die Hemmer verzögern den Abbau von Acetylcholin an der Synapse.

Medikamente:
Donepezil (Aricept®), Galantamin (Galantamin Krka®, Reminyl®), Rivastigmin (Exelon®)

Glutamat-Antagonist

Der Botenstoff Glutamat ist unverzichtbar für Lernen und Gedächtnis. Der Glutamat-Antagonist schützt Nervenzellen vor dem übermäßigen Einstrom von Glutamat.

Medikamente:
Memantin (Axura®, Ebixa®)

Phytopharmakon Gingko

Wird in der Traditionellen Europäischen Medizin verwendet:

- zur Durchblutungsförderung
- zur Steigerung der Gedächtnisleistung

Angaben zur Wirkung sind aus der Volksmedizin überliefert.

Medikamente:
Phytopharma-Tinktur Gingko, Lucovit Gingko Biloba 160 mg Tabletten

4.3 Antiparkinsonika

Dies sind Arzneimittel zur Behandlung von Morbus Parkinson. Es gibt

1. dopaminerge Wirkstoffe
2. zentrale Anticholinergika

Ad 1: Dopaminerge Wirkstoffe

Levodopa (L-Dopa)
Dies ist eine Vorstufe von Dopamin und gilt als wichtigster Stoff in der medikamentösen Therapie von M. Parkinson. Es wird im Gehirn zu Dopamin umgewandelt.

Medikamente:
Madopar®, Sinemet®, Duodopa® zur Pumpenbehandlung

> **WICHTIG!**
> L-Dopa sollte nicht früher als eine Stunde vor oder nach einer eiweißreichen Mahlzeit eingenommen werden. Eiweißreiche Nahrung kann die Aufnahme von L-Dopa ins Blut stören.

Dopamin-Antagonisten
Dopamin-Antagonisten regen die für die Dopamin-Aufnahme zuständigen zentralen Rezeptoren an.

Medikamente:
Requip®, Sifrol®, Neupro® (Pflaster), ApoGo® (als Injektion oder zur Pumpenbehandlung)

Nebenwirkungen:
- Übelkeit, Appetitlosigkeit
- Verwirrtheit
- Schwindel
- bei hohen Dosen auch Bewegungsstörungen
- können zu Impulskontrollstörungen führen wie Kaufsucht, Spielsucht, Esssucht

COMT-Inhibitoren (Hemmer)
Indem COMT[3]-Hemmer den Dopamin-Abbau hemmen, ermöglichen sie einen konstant bleibenden Wirkstoffspiegel im Blut und verlangsamen somit die Reduktion der L-Dopa-Dosis.

Medikamente:
Entacapon®, Tolcapon®

MAO-B-Hemmer (Monoaminooxidase-B-Hemmer)
MAO-B-Hemmer blockieren den Abbau von Dopamin durch Hemmung der MAO-B im Gehirn.

Medikamente:
Azilect®, Jumex®, Amboneural®, Xilopar®, Rasagilin 1A Pharma®, Rasagilin Accord®

NMDA-Antagonisten (Glutamat-Rezeptor-Antagonisten)
Sie erhöhen die Freisetzung von Dopamin und blockieren die Dopamin-Wiederaufnahme. Durch den Dopaminmangel im Gehirn wird das Gleichgewicht mit anderen Botenstoffen, wie z. B. Glutamat, beeinträchtigt.
Der Arzneistoff wirkt dem Ungleichgewicht der Botenstoffe entgegen und hilft:
- Überbewegungen zu verringern
- die Menge von aktivem Dopamin im Gehirn zu erhöhen
- die Gehirnfunktion zu erhalten

Medikamente:
PK-Merz®, Hofcomant® (in Tablettenform oder als Infusion)

Ad 2: Zentrale Anticholinergika

Anticholinergika vermindern die Menge des körpereigenen Botenstoffes Acetylcholin durch Hemmung zentraler cholinerger Rezeptoren. Sie wirken gegen:
- Tremor
- Rigor
- Akinesie

Medikamente:
Akineton®, Sormodren®, Kemadrin®

---
3 Comt = Catechol-O-Methyltransferase

4.4 Medikamente bei Schmerzen

Bei geriatrischen Patientinnen sind Schmerzen ein häufig auftretendes Symptom, hervorgerufen durch altersspezifische Krankheiten und durch das Risiko für die Entwicklung von Krankheiten, die mit chronischen Schmerzen einhergehen können.
Häufig sind geriatrische Patientinnen nicht in der Lage, den Schmerzcharakter bzw. dessen Lokalisation oder Intensität zu beschreiben.

Schmerzeinschätzung mittels Skalen

Vorteile von Beobachtungsskalen:

- Sie tragen dazu bei, die Aufmerksamkeit für Schmerzen zu schärfen.
- Sie dienen zur systematischen Erfassung von Schmerzverhalten.
- Ihre Anwendung verkürzt und erleichtert die Dokumentation des Schmerzverhaltens.
- Sie unterstützen die Prüfung der Wirksamkeit von Maßnahmen zur Schmerzlinderung.
- Sie unterstützen die Kommunikation im multiprofessionellen Team (z. B. Fallbesprechungen).

Die Schmerzskala ECPA (**E**chelle **c**omportementale de la douleur pour **p**ersonnes **a**gées non-communicantes) wird zur Schmerzerfassung bei Menschen mit kognitiven Einschränkungen eingesetzt.

ECPA

Deutsche Version nach Kunz. Bewertung von 11 Punkten, jeder Punkt mit einer Bewertung von 0 bis 4: 0 = kein Schmerz, 44 Punkte = maximaler Schmerz.
Die Skala fragt insgesamt 3 Ebenen mit 11 Beobachtungskriterien ab:
Beobachtungen außerhalb der Pflege:

1. verbale Äußerungen wie Stöhnen, Weinen, Schreien:
   - Gesichtsausdruck wie Blick und Mimik
   - spontane Ruhehaltung wie Schonhaltung
2. Beobachtungen während der Pflege:
   - ängstliche Abwehr bei der Pflege wie Unruhe, Aggression, Stöhnen
   - Reaktionen bei der Mobilisierung wie Schonhaltung, Abwehr, Klammern
   - Reaktionen bei der Pflege von schmerzhaften Körperstellen
   - verbale Äußerungen während der Pflege
3. Auswirkungen auf Aktivitäten:
   - Appetit
   - Schlaf
   - Bewegung
   - Kommunikation und Kontaktfähigkeit

Doloplus 2:
Die Doloplus-2-Skala ist ursprünglich ein französisches Instrument zur Schmerzerfassung bei älteren Menschen mit nonverbaler Kommunikation.
Die insgesamt 10 Punkte werden in 3 Ebenen unterteilt (somatisch, psychomotorisch und psychosozial) und ermöglichen eine multidimensionale Betrachtung. Jeder Punkt wird mit einem Wert von 0 bis 3 beurteilt, daher sind maximal 30 Punkte zu erreichen. 5 Punkte werden als Schwellenwert für Schmerzen herangezogen, wobei Schmerzen auch unter einem Wert von 5 nicht ausgeschlossen werden können.
Auswertung der Skala Doloplus 2: Bei > 5 Punkten sollte der Patient eine Schmerztherapie erhalten.

Die häufigsten Schmerzsyndrome im Alter:
- degenerative Gelenkserkrankungen, Osteoporose
- rheumatische Erkrankungen
- karzinombedingte Schmerzen
- neuropathische Schmerzen (z. B. Polyneuropathien bei Diabetes mellitus, Herpes Zoster)

Wichtige arzneimittelbezogene Probleme bei älteren Menschen:
- Sturzrisiko durch Psychopharmaka oder blutdrucksenkende Mittel
- Magen-Darm-Blutungen durch entzündungshemmende und/oder blutverdünnende Mittel
- Appetitlosigkeit, Obstipation und Übelkeit als Arzneimittelnebenwirkungen
- Verwirrtheit als Arzneimittelnebenwirkung
- Benommenheit durch Psychopharmaka
- Fehlen einer adäquaten Schmerztherapie
- Polypharmazie und Wechselwirkungen

Auch bei geriatrischen Patientinnen dient das WHO-Stufenschema als Grundlage der Schmerztherapie.

Besonderheiten der nicht-opioiden Analgetika im Alter:
- Paracetamol nicht bei eingeschränkter Leber- und Nierenfunktion!
- Acetylsalicylsäure nicht bei Asthma, Gicht und Einnahme von Gerinnungshemmern!
- Ibuprofen sollte bei Einnahme von ASS zur Gerinnungshemmung zeitlich versetzt eingenommen werden!
- Bei i. v. Gabe von Metamizol ist eine hypotone Reaktion möglich.

> **WICHTIG!**
> Schmerzreduktion und eine Verbesserung der Lebensqualität und der Mobilität sind wichtige Ziele der Schmerztherapie.

Besonderheiten der opioiden Analgetika im Alter:

- schwach wirksame Opiate: Obstipation, Übelkeit, Erbrechen, reduzierte Krampfschwelle (z. B. Tramadol = Tramal®, Tramastad®, Tramundal®, Codein = Dolokapton®, Irocopar®)
- stark wirksame Opiate: Obstipation, Benommenheit, Delir und Stürze (z. B. Pethidin = Alodan®)

4.5 Subkutane Verabreichung von Medikamenten in der Geriatrie

Bei der subkutanen Anwendung müssen isotone wässrige Lösungen, deren pH-Wert annähernd neutral ist, verwendet werden, um Hautreizungen zu vermeiden. Der pH-Wert kann durch Verdünnung bzw. Zugabe zu einer Infusionslösung angepasst werden.

Tabelle der häufigsten s. c. applizierten Wirkstoffe in der Geriatrie

Analgetika	Anwendungsbedingung	Anwendungsinformation
Morphinhydrochlorid (z. B. Vendal®)	z	
Hydromorphon (z. B. Hydal®)	z	
Oxycodon (Oxygesic®)	z	
Piritramid (Dipidolor®)	z	
Tramadol (Tramal®)	z	
Metamizol (Novalgin®)	o	
Antiemetika & Neuroleptika		
Haloperidol (Haloperidol-ratiopharm®)	o	
Metoclopramid (Paspertin®)	o	
Dimenhydrinat (Vomex A®)	o	
Ondansetron (Zofran®)	o	
Tropisetron (Novaban®)	o	verdünnen (s. Fachinfo)
Granisetron (Grasinetron® TEVA)	o	verdünnen (s. Fachinfo)
Benzodiazepine & Antikonvulsiva		
Midazolam (Dormicum®)	o	
Levetiracetam (Keppra®)	o	verdünnen (s. Fachinfo)
Spasmolytika/Anticholinergika		
Butylscopolamin Hyoscin-N-butylbromid (Buscopan®)	z	
Glycopyrronium bromid (Robinul®)	o	
Sonstige		
Dexamethason (Fortecortin®)	o	nicht mit anderen Arzneimitteln mischen
Furosemid (Lasix®)	o	evtl. hautreizend, daher verdünnen; nicht mit anderen Wirkstoffen mischen
Pantoprazol (Pantoloc®)	o	in > 100 ml NaCl 0,9 %

z = Zulassung für die s. c.-Anwendung in Österreich; o = off-label-use

5 Besonderheiten der Arzneimitteltherapie bei Kindern

Die überwiegende Anzahl an Arzneimitteln ist für Erwachsene entwickelt und nicht speziell für die Verabreichung an Kinder geprüft und zugelassen.
Nach einer EU-Verordnung 2007 ist es für die Zulassung eines neuen Arzneimittels erforderlich, anhand entsprechender Studien auch seine Eignung für Kinder und Jugendliche nachzuweisen.

Tab. 4: Definition nach EMA (Europäische Arzneimittel-Agentur)

Altersgruppe	EMA
Neugeborene	0 bis 27 Tage
Säuglinge Kleinkinder	28. Tag bis 23 Monate
Vorschulkinder Schulkinder	2 Jahre bis 11 Jahre
Heranwachsende/ Jugendliche	12 Jahre bis 16 (18) Jahre

ZAK® (Zugelassene Arzneimittel für Kinder)

ZAK® enthält Arzneimittel, die für mindestens eine pädiatrische Altersgruppe vom Neugeborenen bis zum Jugendlichen zugelassen sind, und unterstützt die Auswahl einer altersgerechten Darreichungsform.
ZAK® ist insofern wichtig, als nur ein Bruchteil unserer Arzneimittel auch für Kinder zugelassen ist. Insbesondere zur Behandlung sehr junger Kinder und seltener Erkrankungen im Kindesalter fehlen geprüfte Medikamente. Deshalb müssen Kinder auch mit Arzneimitteln und Darreichungsformen behandelt werden, die für ihre Altersgruppe nicht zugelassen (off-label) oder nicht geeignet sind.
Weitere Infos unter: https://www.zak-kinderarzneimittel.de/

5.1 Pharmakokinetik bei Kindern

Resorption

Die Resorption aus dem Magen-Darm-Trakt wird beeinflusst durch

- Magensäuresekretion
- Gallensalzbildung
- Dauer der Magenentleerung
- Darmperistaltik

Physiologische Veränderungen im Gastrointestinaltrakt (GI)

Neugeborene und Kleinkinder (Beispiele):

- Geringere Säureproduktion hat einen Einfluss auf die Löslichkeit und Stabilität von Arzneistoffen.
- Die Passagezeit durch den GI-Trakt beträgt bis zu einer Woche, damit kann der Wirkungseintritt verzögert sein.
- Der Transport von Arzneistoffen im Dünndarm verzögert sich, damit ist die Aufnahme gegebenenfalls verringert.

Physiologische Veränderungen bei der Aufnahme über die Haut

Neugeborene und junge Säuglinge (Beispiele):
Die transdermale Resorption kann verstärkt sein durch

- dünnes Stratum corneum (oberste Schicht der Epidermis)
- wesentlich größeres Verhältnis von Körperoberfläche zu Gewicht im Vergleich zu älteren Kindern und Erwachsenen
- ausgeprägte Durchblutung der Epidermis
- erhöhte Aufnahme von topischen (lokalen) Stoffen mit ausgeprägten systemischen Wirkungen (Organtoxizität) möglich

Arzneimittelverteilung im Körper

Das Volumen der Arzneimittelverteilung im Körper hängt bei Kindern vom Alter ab. Die Körperzusammensetzung verändert sich im Hinblick auf den extrazellulären Gesamtkörperwasseranteil und die Plasmaproteinbindung.
Körperwasser in % für normalgewichtige Personen (WHO):

- Kinder 60–75 % (m/w)
- Frauen 50–55 % (ohne Altersangabe)
- Männer 60–65 % (ohne Altersangabe)

Für Kinder findet man in der Literatur unterschiedliche Körperwasseranteile:

- Frühgeborene bis 90 %
- Neugeborene 70–80 %
- Säuglinge 60–65 %
- Kleinkinder 60 %

WICHTIG!
Kinder in der Entwicklung vom Neugeborenen über das Kleinkind bis zum Kind benötigen unterschiedlich hohe Dosierungen, bezogen auf das Körpergewicht oder die Körperoberfläche.

Arzneistoffe, die sich hauptsächlich im Plasma verteilen, werden nach der Größe der Körperoberfläche dosiert (z. B. Salicylate = Aspirin®, Sulfonamide = Baktrim® ...).

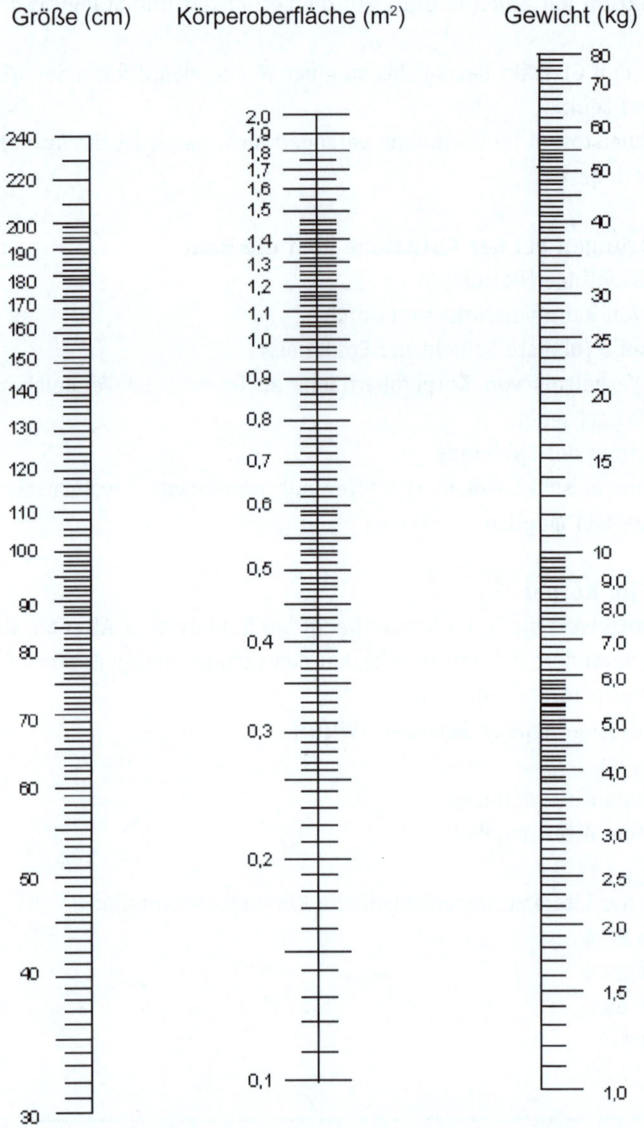

Abb. 6: Übersicht zum Berechnen der Körperoberfläche (http://www.laborlexikon.de/Lexikon/Abbildungen/25-Nomogramm_KOF_Kinder.gif)

Metabolismus

Neugeborene und Kleinkinder (Beispiele):

- Die Blut-Hirn-Schranke ist erst ab dem 6. Monat vollständig ausgebildet, daher gibt es evtl. eine erhöhte Anzahl von Nebenwirkungen am ZNS.

- Das Enzymsystem der Leber ist noch nicht voll ausgereift, damit ist eine geringere metabolische Clearance gegeben und daher sind längere Dosierungsintervalle bzw. eine geringere Dosis nötig.

2- bis 6-Jährige (Beispiel):

- Anteilig ist eine höhere Lebermasse vorhanden, daher ist eine höhere metabolische Clearance gegeben und damit sind evtl. verkürzte Dosisintervalle bzw. eine höhere Dosis nötig.

Ausscheidung

Neugeborene und Kleinkinder (Beispiel):

- Durch die geringere glomeruläre Filtrationsrate ist eine Kumulation von renal ausgeschiedenen Arzneistoffen (z. B. Penicillin) möglich, daher sind evtl. längere Dosisintervalle bzw. eine geringere Dosis nötig.

Tipps zur Medikamentenverabreichung in der Pädiatrie

Orale Medikamente:

- Flüssige Arzneimittel für Kinder wirken schneller als feste und lassen sich besser schlucken.
- Die Dosierung der flüssigen Arznei erfolgt mit dem beigepackten Dosierlöffel, genauer ist die Dosierung jedoch, wenn man einen Dosierstab verwendet.
- Mit dem Dosierstab lässt sich der Saft an den Geschmacksknospen der Zunge vorbei in die Backentaschen eintropfen. Wasser zum Nachtrinken geben!
- Einen Säugling kann man während der Medikamentengabe in eine Decke einwickeln, um seine Hände zu fixieren.
- Tropfen, Säfte und Tabletten sollten Kinder immer in einer aufrechten Position erhalten.
- Wird keine vollständige Dosis Saft eingenommen (Ausspucken, Erbrechen, Wegblasen …), darf das Kind wegen der Gefahr der Überdosierung nicht nochmals dieselbe Dosis bekommen.
- Loben Sie das Kind, wenn es sein Mittel geschluckt hat.
- Vermitteln Sie dem Kind nicht, dass es sich bei bunten Medizindragees um Süßigkeiten handelt.
- Medikamente dürfen nicht unter Zwang verabreicht werden.

WICHTIG!

Im Krankenhaus kein oral zu verabreichendes, flüssiges Medikament in Spritzen aufziehen, wie sie für Injektionen verwendet werden, damit sie nicht mit Medikamenten, die zur Injektion bestimmt sind, verwechselt werden können.

Suppositorien:

- Ein Zäpfchen lässt sich leichter einführen, wenn es mit Wasser befeuchtet wird.
- Das Zäpfchen mit der stumpfen Seite voran in den After einführen, dann wird es seltener herausgepresst. Danach die Gesäßbacken sanft zusammendrücken.
- Das Zäpfchen nicht in Vaseline oder Creme tauchen – der Körper nimmt den Wirkstoff dann eventuell schlechter auf.
- Manche Kinder scheiden Zäpfchen mit dem Stuhl bald wieder aus. Der Zeitraum bis zur nächsten Dosis sollte abgewartet werden bzw. der Arzt gefragt werden.
- Ältere Kinder bevorzugen bei Fieber und Schmerzen fast immer Saft statt Zäpfchen.

Dosieraerosole:

1. Dosieraerosole immer mit Vorschaltkammer verwenden und vor Aktivierung kräftig auf und ab schütteln
2. die Inhalationshilfen altersgerecht und den individuellen Fähigkeiten anpassen (z. B. Aerochamber® plus, Babyhaler® Mini (0–1 Jahr), Mini-Spacer®)
3. auf altersgerechte Inhalationsmanöver achten
4. die Maskengröße dem Alter entsprechend wählen
5. Maske dicht am Gesicht anlegen
6. Inhalation mit Mundstück ab ca. 3 Jahren möglich
7. Inhalation nicht beim schreienden Kind anwenden, da die feinen Partikel so nicht in die Lunge gelangen

Tab. 5: Inhalationstechnik in Abhängigkeit vom Alter (https://www.lungenliga.ch)

Inhalationshilfe	Alter	Inhalationstechnik
Vernebler, ab 3 Jahren mit Mundstück	Alle	Ruhige Atemzüge
Dosieraerosol mit Vorschaltkammer und Maske	0–2	10 ruhige Atemzüge
Dosieraerosol mit Vorschaltkammer ohne Maske	≥ 3 Jahre	10 ruhige Atemzüge
Dosieraerosol mit Vorschaltkammer ohne Maske	> 5 Jahre	Langsame maximale Inhalation und 10 Sekunden Atem anhalten
Trockenpulverinhalatoren (nach vorgängiger Prüfung des maximalen inspiratorischen Flusses)	Diskus > 6 Jahre Turbohaler > 8 Jahre	Kräftige und tiefe Inhalation mit 10 Sekunden Atem anhalten

Um Kindern Schmerzen durch Nadelstichverletzungen (Blutabnahme, Setzen einer Dauerkanüle) zu ersparen, kann eine spezielle Salbe eingesetzt werden:

EMLA-Creme® oder Pflaster

Enthält Lidocain und Prilocain (Lokalanästhetika). Die Lokalanästhetika durchdringen unter einem Okklusivverband die Haut und wirken lokal analgetisch. Genaue Dosierungshinweise und die korrekte Einwirkzeit sind altersabhängig und müssen in der Packungsbeilage nachgelesen werden.

Beispiel:
Neugeborene und Säuglinge von 0 bis 2 Monaten:
- Ein Pflaster wird auf die zu behandelnde Hautfläche aufgebracht.
- Einwirkdauer: höchstens 1 Stunde.
- Es darf nur eine Einzeldosis innerhalb von 24 Stunden angewendet werden.

Die anästhetische Wirkung hält über mehrere Stunden an und erreicht 30–60 Minuten nach Entfernen der Creme ihren Höhepunkt.

5.2 Behandlung von Schmerzen bei Kindern

Die Behandlung von Schmerzen erfolgt entsprechend dem Stufenschema der Schmerztherapie nach der WHO.

Beobachtung und Einschätzung von Schmerzen in der Pädiatrie

KUS-Skala (KUSS) nach Büttner
KUS (KUSS) steht für „**K**indliche **U**nbehagens- und **S**chmerz-**S**kala“. Sie kommt bei Patientinnen zur Anwendung, die in ihrer Kommunikation eingeschränkt sind, z. B. bei
- Säuglingen
- Kleinkindern (bis ca. 4 Jahre)
- mehrfach beeinträchtigten Patienten
- Patienten mit Sprach- und Verständigungsschwierigkeiten

Tab. 6: Skala nach Büttner

Parameter	0	1	2
Weinen	gar nicht	Stöhnen, Jammern, Wimmern	Schreien
Gesichtsausdruck	entspannt, lächelt	Mund verzerrt	Mund und Augen grimassieren
Rumpfhaltung	neutral	unstet	Aufbäumen, Sich-Krümmen
Beinhaltung	neutral	strampelnd, tretend	an den Körper gezogen
Motorische Unruhe	nicht vorhanden	mäßig	ruhelos

Anwendung zur postoperativen Schmerzeinschätzung:
Es können maximal 10 Punkte erreicht werden. Wenn ein Kind 4 Punkte erreicht, muss eine Schmerzbehandlung eingeleitet werden. Bei steigender Punktezahl nimmt die Dringlichkeit der Behandlung zu (Büttner et al. 2000).

Smiley-Analog-Skala (SAS)
Sie besteht aus 5–6 Smiley-Gesichtern, die den aktuellen Schmerzzustand zeigen sollen. Sie kann bei Kindern ab dem 3. oder 4. Lebensjahr eingesetzt werden.

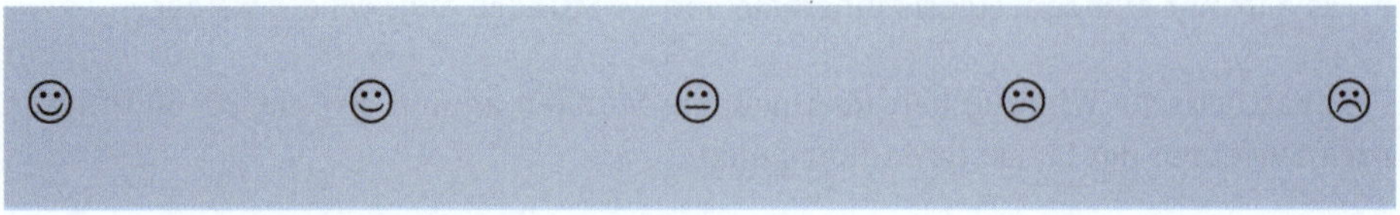

Abb. 7: Smiley-Skala (Feichtner 2022, S. 229)

r-FLACC (Reviced Face, Legs, Activity, Consolability)
Diese Skala bewertet mit einem Punktesystem für veränderte Mimik, Beine (Tonus), Aktivität, Weinen und der Fähigkeit, sich trösten zu lassen, das Vorliegen von Schmerzen. Diese Verhaltens- und Beobachtungsskala wird bei Patientinnen eingesetzt, die nicht fähig sind, über ihre Schmerzen zu berichten. Sie ist für Kinder mit nonverbaler Kommunikation einsetzbar (Malviya et al. 2006).

6 Infusionslösungen

Je nach Indikation gibt es verschiedene Infusionslösungen, die zur Verordnung kommen. Die Einteilung erfolgt nach Osmolarität, nach Kristalloid und kolloidalen Lösungen.

Einteilung nach Osmolarität

Betrachtet wird die Osmolarität der Infusionslösung im Vergleich zum Blutplasma (ca. 300 mosmol/l).

Die Unterscheidung erfolgt hinsichtlich der Osmolarität in:

- isotone Lösung (ca. 300 mosmol/l)
  z. B. 0,9 % NaCl-Lösung, Ringer-Lösung
- hypotone Lösung: geringerer osmotischer Druck als das Plasma (< 270 mosmol/l)
  z. B. 5 %-Glukoselösung
- hypertone Lösung: höherer osmotischer Druck als Plasma (> 310 mosmol/l)
  z. B. Plasmaexpander

6.1 Kristalloide Lösungen

Isotonische Kochsalzlösung (NaCl 0,9 %)

Isotonisch bedeutet, dass die Infusionslösung, wenn sie sich in der Vene befindet, keine Flüssigkeit aus dem umliegenden Gewebe (extravasal) anzieht. Ihr osmotischer Druck ist gleich groß wie der des Plasmas (ca. 300 mosmol/l).

Indikation:

- Trägerlösung für Medikamente

Nebenwirkung:

- Beim Einsatz von NaCl 0,9 % zur Flüssigkeits- oder Volumentherapie besteht die Gefahr einer Hypernatriämie.

Vollelektrolytlösungen (kristalloide Lösung)

Vollelektrolytlösungen enthalten Elektrolyte (Natrium, Kalium, Calcium, Magnesium) in blutähnlichen Konzentrationen, daher können, wenn nötig, dem Organismus große Mengen zugeführt werden, ohne das physiologische Gleichgewicht des Blutserums durch Verdünnung zu stark zu stören.

Indikation:

- Flüssigkeitszufuhr bei parenteraler Ernährung
- für die Volumentherapie

Glukoselösungen (kristalloide Lösungen)

Glukoselösungen gibt es in unterschiedlichen Konzentrationen (5–40 %).

Indikation:

- Glukoselösungen werden bei einer Hypernatriämie infundiert. Dabei macht man sich die Elektrolytverschiebung zunutze.
- Glukose wird bei einer Hypoglykämie oder zur Ergänzung bei einer parenteralen Ernährung angewendet.
- Es gibt nur wenige Medikamente, die mit einer Glukoselösung als Trägerlösung verabreicht werden müssen.

Nebenwirkung:

- Glukoselösungen bleiben nicht lange im Blutgefäß (intravasal), sondern wandern schnell in das umliegende Gewebe ab (extravasal). Dort kann die anfallende Flüssigkeit zu Ödemen führen (Lungenödem, Hirnödem).

6.2 Kolloidale Lösungen (Plasmaexpander)

Kolloidale Infusionslösungen erhöhen den kolloidosmotischen Druck im Blutgefäß, wodurch Wasser besser im Gefäßsystem (intravasal) gehalten wird. Sie enthalten kolloidale Makromoleküle wie Kohlenhydrate (Hydroxyethylstärke, Dextrane) oder Proteine (Gelatine oder humanes Albumin). Der erhöhte kolloidosmotische Druck hält so lange an, bis Enzyme des menschlichen Körpers die Makromoleküle zersetzt haben.

Indikation:

- Kolloidale Lösungen eignen sich wegen der längeren Verweildauer im Gefäßsystem als Volumenersatz beim hypovolämischen Schock.
- Sie dienen auch als Flüssigkeitsersatz bei Verbrennungen.

Medikamente:
Fortum® 2,0 g, Gelifundol®, Physiogel®

Nebenwirkungen:

- allergische Reaktionen bis zum anaphylaktischen Schock
- beim Infundieren großer Mengen der Lösung kann es zur Beeinträchtigung der Blutgerinnung kommen
- therapieresistenter Juckreiz

6.3 Osmotherapeutische Lösungen

Osmotherapeutische Lösungen enthalten Wirkstoffe wie z. B. Glyzerin oder Mannit. Diese Wirkstoffe führen zu einer Erhöhung des osmotischen Drucks im Extrazellulärraum, was wiederum zur Folge hat, dass dem Gewebe (Intrazellulärraum) Wasser entzogen wird.

Indikation:

- Osmotherapeutika werden zur Behandlung von Ödemen (z. B. Hirnödem) verwendet.
- Die beschleunigte Flüssigkeitsausscheidung der Lösung wird auch zum Entgiften von nierengängigen giftigen Substanzen genutzt.
- Prophylaxe des akuten Nierenversagens, Behandlung einer postoperativen Oligurie etc.

Medikamente:
Mannit-Lösung 15 %, Serag Infusionslösung (823 mosmol/l)

Infusionstherapie-Prinzip

Unter Infusionstherapie versteht man das meist tropfenweise Einfließenlassen von Flüssigkeiten in den Patienten. Der Zugang erfolgt meist intravenös, seltener intraarteriell oder subkutan.
Bei einer subkutanen Infusion wird eine feine Nadel in das Unterhautfettgewebe gelegt (z. B. zur Flüssigkeitszufuhr). Es kommen isotone, wässrige Lösungen zur Anwendung. Eine subkutane Infusion erfolgt an Applikationsorten mit ausgeprägtem Fettgewebe wie am Oberschenkel und an der Bauchwand.

- Vorteil: Es muss keine Vene gefunden werden.
- Nachteil: Die Flüssigkeit wird vom Unterhautfettgewebe nur langsam in das Gefäßsystem aufgenommen (https://medlexi.de/Infusion).

Indikation der Infusionstherapie

- bei Störungen des Wasser- und Elektrolythaushalts
- Zufuhr von Säuren und Basen
- Zufuhr von Kohlenhydraten, Fetten und Aminosäuren (z. B. bei parenteraler Ernährung)
- Volumenersatz
- parenterale Medikamentengabe, Diagnostik (z. B. Kontrastmittel)
- Trägerlösungen für Elektrolytkonzentrate und Medikamente
- Osmotherapie

Aufgabe der Pflege bei der Infusionstherapie

- Gewährleistung des angeordneten Infusionsplans (richtige Infusion in vorgegebener Zeit und Reihenfolge)
- Tropfgeschwindigkeit wie von der Ärztin angeordnet einstellen und regelmäßig kontrollieren
- hygienisch und technisch korrekter Umgang mit Zugang, Infusionslösung und Infusionssystem
- venösen Zugang sichern
- Schlauchverbindungen durchgängig erhalten (z. B. nicht abgeknickt)
- geeignete Lage des Armes finden
- den Ablauf der Infusionstherapie in Bezug auf Menge, Art und Zeit dokumentieren
- die Punktionsstelle regelmäßig kontrollieren
- bei schlecht laufender Infusion Zugang und Einstichstelle überprüfen
- bei Schmerzen, Schwellung oder Flüssigkeitsaustritt an der Einstichstelle die Infusion sofort abstellen
- auf mögliche Nebenwirkungen achten, insbesondere während der ersten 10 Minuten
- Beobachtungen aufzeichnen und Maßnahmen setzen
- die Vitalzeichen der Patienten kontrollieren und dokumentieren

Überwachung der Patientinnen:

- Zustand (Angst, Unruhe, Übelkeit, Schwindel, Schmerzen, Juckreiz)
- Hauterscheinungen (Rötung, Blässe, Hautausschlag, Schwellung, Blutung, Hämatom)
- Vitalzeichen (Tachykardie, Blutdruckveränderungen, Atemstörungen, Fieber)

Mögliche Komplikationen und Nebenwirkungen der Infusionstherapie:

- Embolie durch Luft im Infusionssystem
- allergische Reaktionen auf die Infusionslösung
- Reizung der Blutgefäße (z. B. Kalium)
- falsche Lage des Venenverweilkatheters (z. B. Bildung eines Paravasats)
- übermäßige Belastung des Herzens
- Bewusstseins- und Nierenfunktionsstörungen
- Ungleichgewicht des Säure-Basen-Haushaltes
- medikamentöse Überdosierung
- Ödeme durch das Einlagern von Wasser im Gewebe
- Atemnot sowie Entzündungsreaktionen wie Schwellung, Rötung, Schmerz, Überwärmung
- Sepsis bei unzureichender Desinfektion und Sterilisation
- Bildung eines Thrombus

(https://krank.de/behandlung/infusion/)

Bei Auftreten von allergischen Komplikationen sind sofort folgende Maßnahmen zu ergreifen:

- ▶ Infusionsgabe stoppen (Rollklemme schließen)
- ▶ Zugang darf nicht entfernt werden
- ▶ Ärztin informieren

Zufügen von Arzneimitteln in die Infusionslösung:
Wenn verschiedene Arzneimittel miteinander gemischt werden, laufen physikalisch-chemische Reaktionen ab. Diese Reaktionen können die einzelnen Medikamente in ihrer Wirkung verändern. Bei einer **Inkompatibilität** (Unverträglichkeit) treten bereits vor Anwendung an Patienten Veränderungen auf, die die Arzneimittelmischung für die Verabreichung ungeeignet machen.

Zeichen für eine Inkompatibilität:
z. B. Ausfällungen, Ausflockung, Auskristallisieren, Trübung, Verfärbung

Schwerkraftgesteuerte Infusion

Die Infusionslösung wird mittels Schwerkraft infundiert, dabei wird der Höhenunterschied zwischen Patientin und Infusionslösung ausgenutzt (z. B. Infusionsständer) und die Tropfgeschwindigkeit mit einer Rollklemme eingestellt.

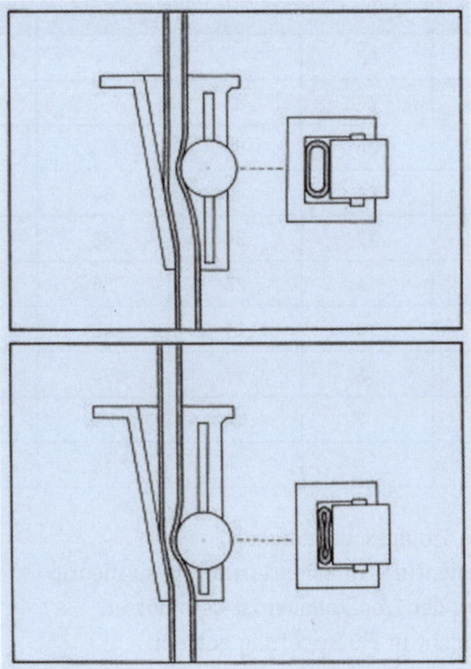

Abb. 8: Schwerkraftgesteuerte Infusion
(http://www2.hs-esslingen.de/~johiller/infusionstherapie/varianten.htm)

Berechnung der Tropfgeschwindigkeit

Bei schwerkraftgesteuerter Infusion:

- 20 Tropfen entsprechen 1 ml
- 1 Tropfen/Minute entspricht 60 Tropfen in einer Stunde (3 ml)

$$\frac{\text{Infusionsmenge (ml) x 20 Tropfen}}{\text{Infusionsdauer (Minuten)}} = \text{Tropfen/Minute}$$

Beispiel:
Laut ärztlicher Anordnung soll ein Patient 1500 ml einer Infusionslösung innerhalb von 12 Stunden bekommen.

$$\frac{\text{1500 ml x 20}}{\text{12 h x 60}} = \frac{30000}{\text{720 Minuten}} = \textbf{42 Tropfen/Minute}$$

Tab. 7: Tropfgeschwindigkeit bei schwerkraftgesteuerter Infusion

Infusions-zeit Stunden	100 ml Tropfen/ Min.	250 ml	500 ml	1000 ml	1500 ml	2000 ml
1	33	83	–	–		
2	17	42	83	–		
3	11	28	56	–		
4	8	21	42	84		
5	7	17	34	68		
6	6	14	28	56		
8	4	10	21	42	63	84
10	–	8	17	34	51	68
12		7	14	28	42	56
24			7	14	18	28

Keine oder zu niedrige Tropfgeschwindigkeit:

- Höhendifferenz Patientin – Infusionslösung ist zu niedrig
- Belüftungsventil an der Tropfkammer ist geschlossen
- Dreiwegehahn ist nicht in Flussrichtung gestellt
- Infusionsleitung ist abgeknickt
- venöser Zugang ist verlegt
- Verlegung von Kathetern und Blutgefäßen durch Ausfällungen (Mikroembolien)

Zu hohe Tropfgeschwindigkeit:
- Höhendifferenz Patientin – Infusionslösung ist zu groß
- eingestellte Fließgeschwindigkeit hat sich verändert (Wärme, Dehnung der Infusionsleitung)

Übung

Berechnung der Tropfgeschwindigkeit bei schwerkraftgesteuerter Infusion:

1. Laut ärztlicher Anordnung soll ein Patient 1800 ml einer Infusionslösung innerhalb von 10 Stunden bekommen.

Berechnung:

2. Laut ärztlicher Anordnung soll eine Patientin 1300 ml einer Infusionslösung innerhalb von 12 Stunden bekommen.

Berechnung:

Durchflussregler/Tropfenzähler

Bei schwerkraftgesteuerten Infusionen kann auch ein Durchflussregler, an dem die Tropfgeschwindigkeit in ml/h eingestellt wird, verwendet werden.

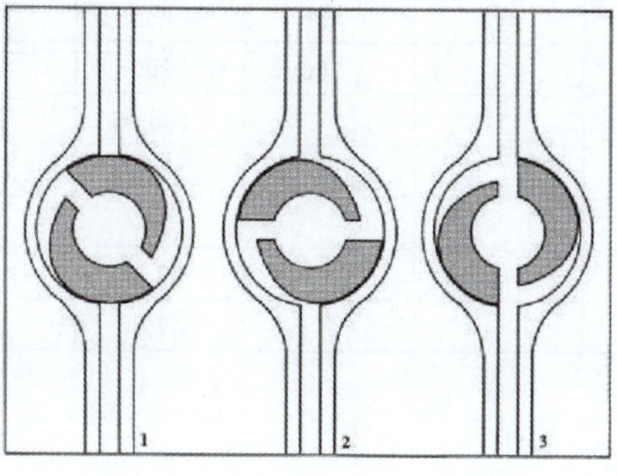

Abb. 9: Mechanischer Tropfenregler (http://www2.hs-esslingen.de/~johiller/infusionstherapie/varianten.htm)

Elektronischer Tropfenregler:
Er regelt unter Beobachtung der fallenden Tropfen die Durchflussrate. Es kommt zu einer Zeitverzögerung zwischen Nachregulierung und geänderter Tropfenanzahl. Die Größe eines Tropfens ist von mehreren Faktoren (z. B. Temperatur der Infusionslösung, Dichte der Infusionslösung) abhängig. Daher ist die Tropfenzahl nur eingeschränkt zur Volumenbestimmung geeignet.

Druckinfusion

Die mit dem Überleitungssystem vorbereitete Infusion wird in eine Druckmanschette eingespannt. Der Luftfilter muss geschlossen sein.
Die Infusion wird mit dem Zugang verbunden und mit dem Manometer wird ein Druck von bis zu 300 mmHg erzeugt. Mit dieser Methode gelingt eine schnelle Zufuhr der Flüssigkeit (z. B. bei Schock).

Pumpengesteuerte Infusion

Mittels Infusionspumpen und Infusionsspritzenpumpen wird eine genaue Dosierung von Medikamenten und Infusionslösungen ermöglicht. Diese Geräte verfügen über eine mechanische oder digitale Steuerung und sind mit Strom oder auch mit dem Akku einsetzbar.
Hier lässt sich eine definierte Förderrate einstellen (Förderrate in ml/h):

Tab. 8: Pumpengesteuerte Infusion

Infusions-zeit Stunden	100 ml ml/h	250 ml	500 ml	1000 ml	1500 ml	2000 ml
1	100	250	500			
2	50	125	250			
3	33,3	83,33	166,66			
4			125	250		
5			100	200	300	400
6				166,66	250	333,33
8				125	187,5	250
10				100	150	200
12				83,33	125	166,66
24				41,66	62,5	83,33

7 Selbstschutz im Umgang mit Zytostatika[4]

Zytostatika sind Substanzen, die das Zellwachstum und die Zellteilung hemmen, mit dem Ziel, Tumorzellen zu schädigen oder zu zerstören. Sie werden außer zur Behandlung von Krebserkrankungen auch bei Erkrankungen aus dem rheumatischen Formenkreis oder bei Autoimmunerkrankungen als Immunsupressiva eingesetzt. Diese Gruppe der Arzneimittel sind meist auch krebserregend, erbgutverändernd und fortpflanzungstoxisch, sie stellen daher eine potenzielle Gefahr für Gesundheitspersonal, das mit ihnen in der täglichen Arbeit hantiert, dar.

Umgang mit oralen Zytostatika:

- Entnahme von Sirup, Tabletten, Kapseln oder Dragees aus der Originalverpackung erst unmittelbar vor der Verabreichung – Handschuhe tragen.
- Mit oralen Zytostatika nur mit Handschuhen oder Pinzetten hantieren.
- Schwangere und Stillende sollten nicht mit Zytostatika in Berührung kommen.
- Nicht überzogene Tabletten direkt in einen Einmalmedikamentenbecher geben. Daraus kann das Medikament eingenommen werden, ohne es zu berühren.
- Selbstständige Patientinnen können das Arzneimittel auch unmittelbar vor der Einnahme selbst aus der Verpackung nehmen und sich anschließend die Hände waschen.
- Diese Medikamente sollen nicht geteilt, gemörsert bzw. geöffnet werden.
- Sirupe und Suspensionen müssen vor der Entnahme geschüttelt werden (Schaumbildung vermeiden). Unmittelbar danach erfolgt die Entnahme mit einem passenden Oraldispenser.

Übung

Therapie bei Krebs

Holen Sie sich die Broschüre der Österreichischen Krebshilfe (Bestellung oder Download unter https://www.krebshilfe.net/fileadmin/user_upload/Dachverband/Brosch%C3%BCren/2019_Therapien_bei_Krebs___Web.pdf).

Nehmen Sie sich ausreichend Zeit, um die Inhalte durchzuarbeiten und sich über die unterschiedlichen medikamentösen Therapien bei Krebs zu informieren (S. 26 bis 39). Oder teilen Sie die Medikamentengruppen auf und bereiten Sie Kurzreferate vor, die Sie in der Gruppe präsentieren.

4 (AUVA 2018).

8 Antiarrhythmika

Übung

Um dieses Kapitel besser verstehen zu können, bereiten Sie folgende Punkte vor:

Erregungsleitungssystem (synonym Reizleitungssystem) des Herzens

Definition:

Anatomie:

Physiologie:

Die Gruppe der Antiarrhythmika umfasst verschiedene Wirkstoffe, die zur Behandlung von Arrhythmien (Herzrhythmusstörungen) angewendet werden.

Als Herzrhythmusstörungen gelten eine gestörte Frequenz der Herzschläge (Tachykardie oder Bradykardie) und/oder eine Unregelmäßigkeit der Herzschläge.

Antiarrhythmika beeinflussen den Erregungsprozess an der Arbeitsmuskulatur und am Reizleitungssystem des Herzens. Abhängig von ihrem Wirkmechanismus unterscheidet man nach Vaughan Williams vier Klassen von Antiarrhythmika.

Klasse I: Natriumkanalblocker

Wirkung: Membranstabilisierung durch Hemmung des raschen Na^+-Einstroms

- IA: Leitungsverzögerung und verlängertes Aktionspotenzial
  Wirkstoffe: z. B. Ajmalin, Prajmalin
  Medikamente: z. B. Gilurytmal® 50 mg Ampullen, Neo-Gilurytmal® Filmtabletten
- IB: geringe Leitungsverzögerung und verkürztes Aktionspotenzial
  Wirkstoffe: z. B. Lidocain, Mexiletin
  Medikamente: Lidocorit® 2 % Ampullen, Mexitil®
- IC: Leitungsverzögerung und wenig verändertes Aktionspotenzial
  Wirkstoffe: z. B. Propafenon, Flecainid
  Medikamente: Propafenon® Genericon, Rytmonorma®, Cuxafenon®, Aristocor®

Kontrollen:
Blutdrucksenkende Medikamente können in Kombination mit Antiarrhythmika eine Hypotension verursachen, daher Kontrollen von Puls und Blutdruck durchführen.

Klasse II: Betablocker (siehe Antihypertensiva)

Sie blockieren die Beta-Rezeptoren und verringern so die adrenerge (Adrenalin- und Noradrenalin-gebundene) Erregbarkeit am Herzen.
Wirkstoffe: z. B. Metoprolol, Carvedilol
Medikamente: z. B. Metoprolol Genericon 100 mg, Seloken® retard 47,5 mg, Dilatrend®

Klasse III: Kaliumkanalblocker

Während der Repolarisation hemmen sie den Kaliumausstrom, verlängern so das Aktionspotenzial der Herzmuskelzelle und senken die Herzfrequenz.
Wirkstoffe: z. B. Sotalol, Amiodaron, Dronedaron
Medikamente: Sotalol® Arcana, Sotalol® AbZ 80 mg Tabletten, Amiodaron 200 1A Pharma, Amiodaron 200 Heumann, Dronedaron Aristo 400 mg Filmtabletten

Nebenwirkung:
Durch Amiodaron können Mikroablagerungen an der Vorderfläche der Hornhaut des Auges entstehen, was zu Sehstörungen (Schleiersehen, Farbhöfe um Lichtquellen) führen kann. Bei großer Lichtempfindlichkeit ist genügender Schutz durch Sonnenbrillen bei hellem Licht oder Sonne wichtig. Nach Absetzen des Medikaments bilden sich die Ablagerungen innerhalb von maximal 12 Monaten zurück.

Klasse IV: Calciumkanalblocker (siehe Antihypertensiva)

Sie hemmen den langsamen Calciumeinstrom am Sinus- und am AV-Knoten. Dies verzögert die Bildung und Fortleitung des Aktionspotenzials.
Wirkstoffe: z. B. Verapamil, Diltiazem
Medikamente: z. B. Isoptin® Dragees 80 mg, Verapamil AL 240 Ret, Diltiazem-ratiopharm 60 mg Tabletten, Diltiazem Genericon retard 90 mg

Weitere Antiarrhythmika

- Adenosin: Mittel der Wahl bei supraventrikulären Tachykardien
  z. B. Adenosin Altamedics 3 mg/ml, Adenosin 410 mg Kapseln
  Digoxin, Digitoxin: senken die Herzfrequenz bei tachykarden Erregungsstörungen des Vorhofs
  z. B. Lanitop®, Digimerck®
- If-Kanal-Inhibitoren: Ivabradin: Reservemittel zur symptomatischen Behandlung der stabilen KHK und chronischen Herzinsuffizienz (NYHA II–IV) im Sinusrhythmus
  z. B. Ivabradin Genericon® 5 mg, Procoralan®
- Parasympatholytika: z. B. Atropin: wirkt gegen Bradykardie
  Medikament: Atropinum Sulfuricum „Nycomed"® 0,5 mg Ampullen
  (gelbe-liste.de)

Nebenwirkung/Kontrollen:
Die Nebenwirkungen unterscheiden sich von Substanz zu Substanz.
Besonders bei einer Neueinstellung mit Antiarrhythmika sind Puls-, Blutdruck-, EKG-Kontrollen, Elektrolytbestimmungen und bei einigen Substanzen wie Amiodaron oder Propafenon zusätzlich eine Plasmaspiegelbestimmung nötig.

WICHTIG!
Alle Antiarrhythmika können auch Rhythmusstörungen auslösen!

9 Diuretika

Dies sind Medikamente zur Entwässerung. Sie entfalten ihre Wirkung in den Nieren und helfen, über verschiedene Mechanismen Salz und Wasser aus dem Körper auszuscheiden.

Indikation:
Diuretika werden bei Herzkrankheiten wie z. B. Herzinsuffizienz, bei Bluthochdruck, Ödemen, Leber- und Nierenkrankheiten eingesetzt.

- **Thiazide** hemmen die Rückresorption von Natrium und Chlor aus dem Primärharn in den Körper, diese werden in Form von Salzen vermehrt über den Urin ausgeschwemmt. Thiazide werden v. a. bei der Behandlung von Bluthochdruck oder Herzinsuffizienz eingesetzt, oft kombiniert mit anderen Wirkstoffen.
  Medikamente: Hydrosan®, Aquaphoril®, Indapamid®Act retard
- **Schleifendiuretika** haben das Ziel, rasch viel Wasser aus dem Körper zu schleusen, z. B. beim Lungenödem oder bei Bluthochdruck-Patienten mit fortgeschrittener Niereninsuffizienz.
  Medikamente: Lasix®, Furosemid Genericon®, Furosemid Bluefish®
- **Kaliumsparende Diuretika** reduzieren den Kaliumverlust. Sie sind allein nur schwach wirksam, daher werden sie meist mit anderen Diuretika kombiniert.
  Nebenwirkungen: z. B. Brustvergrößerung beim Mann (Gynäkomastie), Übelkeit, Potenzstörungen, Anreicherung von Kalium. Daher werden sie bei fortgeschrittenem akutem bzw. chronischem Nierenversagen nicht mehr eingesetzt.
  Medikamente: Aldactone®, Spirobene®, Spirohexal®, Dytide®, Amilostad HCT (apotheken.de)
- **Mannit**
  Wirkung: Osmotisches Diuretikum
  Indikation: Vorbeugung von akutem Nierenversagen nach Operationen, Schock, Blutverlusten, Verbrennungen, Traumen.
  Die Diurese setzt 1–3 Stunden nach Infusion von Mannit ein.
  Nebenwirkung: Hirndrucksenkung bei intakter Blut-Hirn-Schranke, der Hirndruck wird schon 15 Minuten nach Beginn der Infusion von Mannit gesenkt. Augeninnendrucksenkung, der intraokuläre Druck wird nach 30–60 Minuten herabgesetzt.
  Medikament: Mannit 15 % Fresenius Infusionsflasche

10 Migränemedikamente

Etwa 80 % aller Patientinnen behandeln Kopfschmerzen mit verschreibungsfreien Analgetika. Schmerzmittel und nichtsteroidale Antirheumatika (NSAR) sind bei der Behandlung von akuten Migräneattacken wirksam.

Migräneprophylaxe:

- Beta-Adrenozeptorblocker: Propanolol (Dociton®), Metoprolol (Belok®), Bisoprolol (Concor®)
- Calciumantagonist: Flunarizin
- Antiepileptika: Valproinsäure, Topiramat

Therapie der akuten Migräneattacke:

- Acetylsalicylsäure, Ibuprofen, Diclophenac, Paracetamol, Naproxen
- Triptane (Serotonin-Rezeptor-Blocker, 5-HT1B/1D-Agonisten): Sie wirken als Gegenspieler am Serotonin-Rezeptor vom Typ 5-HT1.
  Indikation: Triptane werden zur Akutbehandlung der Migräne eingesetzt. Einige sind auch zur Behandlung des Cluster-Kopfschmerzes zugelassen.
  Wirkung: entzündungshemmend, gefäßverengend, schmerzstillend

  Wirkstoffe (Medikamente):
  Almotriptan (Almogran®), Eletriptan (Relpax®), Frovatriptan (Menaming®, Allegro®), Naratriptan (Naramig®), Rizatriptan (Maxalat®), Sumatriptan (Imigran®) und Zolmitriptan (Zomig®)

  - Sumatriptan, unter die Haut injiziert, ist die wirksamste Therapie akuter Migräneattacken.
  - Eletriptan und Rizatriptan sind laut den Ergebnissen von Metaanalysen die wirksamsten oralen Triptane.
  - Almotriptan und Eletriptan haben das beste Nebenwirkungsprofil.
  - Naratriptan und Frovatriptan haben die längste Halbwertszeit.
  - Die Kombination von Triptanen mit Aspirin® oder einem Antirheumatikum ist wirksamer als die Monotherapie. Nebenwirkungsraten sind bei kombinierter Therapie höher als bei Monotherapie.

  Darreichungsformen:
  Filmtabletten, Schmelztabletten, Spray, Suppositorium, s.c. Autoinjektor, Fertigspritzen

  Einnahmezeitpunkt:
  Am Beginn oder während einer Migräneattacke.

Nebenwirkungen:
Schwindel, Übelkeit, Wärme- oder Hitzegefühl, vorübergehender Blutdruckanstieg

Wechselwirkungen:
Mutterkornalkaloide sollten nicht gleichzeitig mit Triptanen eingenommen werden; es besteht erhöhte Gefahr von Spasmen der Herzkranzgefäße.

- **Ergotamin**
  ist ein Hauptalkaloid des Mutterkorns.
  Medikamente:
  Z. B. Avamigran®, Synkapton®, Ergo-Kranit®

  Die Wirksamkeit ergotaminhältiger Präparate wurde in Studien belegt, die Nebenwirkungen sind aber im Vergleich zu Triptanen vielfach höher. Sie werden daher nur mehr zurückhaltend eingesetzt.
  (oesg.at)

- Neue Wirkstoffgruppe:
  Monoklonale Antikörper gegen CGRP (Calcitonin Gene-related Peptide)
  Sie werden zur Prophylaxe gegen Migräne eingesetzt. CGRP ist ein Neuropeptid und wird während einer Migräneattacke ausgeschüttet.
  Medikamente: Aimovig®, Emgality®, Ajovy®
  Verabreichung: subkutane Injektion

11 Therapie von Allergie und Anaphylaxie

11.1 Glukokortikoide

Hier gibt es, vereinfacht gesagt, zwei Gruppen: Natürliche Glukokortikoide kommen physiologisch im Körper vor, während synthetische Glukokortikoide für Medikamente chemisch hergestellt werden.

Natürliche Glukokortikoide:

- Cortison
- Cortisol (Hydrocortison)

Synthetische (künstliche) Glukokortikoide: z. B.

- **Dexamethason** ist ein langwirksames Glukokortikoid (Halbwertszeit: > 36 Stunden) Medikamente: z. B. Fortecortin® Inject 8 mg, Dexa-Effekton® 5,264 mg Injektionslösung, Fortecortin 8 mg Tabletten
- **Hydrocortison** ist ein kurzwirksames Glukokortikoid (Halbwertszeit: > 8–12 Stunden) Medikamente: z. B. Soventol® HydroCort 0,5 % Spray, 5 mg/g Lösung, Soventol® Hydrocortisonacetat 0,25 %, 2,5 mg/g Creme, Plenadren 20 mg Tabletten mit veränderter Wirkstofffreisetzung
- **Prednison** ist eine sogenannte Prodrug, grundsätzlich inaktiv und wird erst in der Leber in seine aktive Form, das Prednisolon, umgewandelt.
  Medikamente: z. B. Decortin®, Prednison® hexal 20 mg
- **Prednisolon** ist ein Abbauprodukt von Prednison. Es hat im Organismus die gleiche Wirkung wie das Nebennierenrindenhormon Cortisol.
  Medikamente: Prednisolon® Ceme LAW 0,25 %, Scheriproct® Zäpfchen, Solu-Decortin® H 100 mg
- **Betamethason** ist ein langwirksames Glukokortikoid (Halbwertszeit: 36–54 Stunden)
  Medikamente: z. B. Betnesol®, Diproderm®, Diproforte®, Solu-Celestan®

Abhängig von der Indikation gibt es den Wirkstoff in unterschiedlichen Darreichungsformen wie

- Asthma- und Nasensprays (z. B. Pulmicort®, Flutide®forte Fertiginhalator, Avamys® Nasenspray)
- Augentropfen, Augensalbe (z. B. Ultracortenol®)
- Injektionen, Infusionslösung, Pulver zur Herstellung einer Infusionslösung (Urbason®solubile, Fortecortin®Inject, Volon®A)
- Salbe, Creme, Emulsion (z. B. Decoderm®, Advantan®, Ebenol® 0,5%)
- Zäpfchen, Rektalschaum (z. B. Rectopred® 100 mg, Rectodelt 100 mg)
- Tabletten (Volon®, Aprednislon®, Betnesol®)

Wirkung:
- antiallergisch
- antiphlogistisch (entzündungshemmend)
- immunsuppressiv

Einnahmezeitpunkt:
Die gesamte Tagesmenge sollte morgens vor acht Uhr verabreicht werden, um den Rhythmus der körpereigenen Kortikoid-Produktion nachzuahmen.
Tabletten werden zu oder nach dem Essen unzerkaut mit ausreichend Flüssigkeit eingenommen. Durch die Einnahme während einer Mahlzeit wird die Resorption verzögert, aber nicht vermindert.

Nebenwirkungen:
Die Gefahr von Nebenwirkungen ist bei einer kurzfristigen Therapie mit Cortison geringer.
Wird der Wirkstoff parenteral und hochdosiert verabreicht, sind Elektrolytverschiebungen (Natriumretention, Kaliumverlust, Calcium- und Phosphatverlust), Ödembildung, aber auch Thromboserisiko, Blutdrucksteigerung, Osteoporose, Herzrhythmusstörungen oder Krämpfe möglich. Bei Kindern können Wachstumsverzögerungen auftreten.
Zu achten ist auch auf Magen- und Darmulzera, die oft stressbedingt sind und bei Behandlung mit Kortikoiden symptomarm verlaufen können.
Das **Cushing-Syndrom** ist eine Stoffwechselerkrankung infolge einer Übersättigung mit Glukokortikoiden. Häufigste Ursache ist die Langzeittherapie mit diesem Wirkstoff (iatrogenes Cushing-Syndrom).

Wechselwirkungen:
- Glukokortikoide reduzieren die Wirkung von Antikoagulanzien,
- sie reduzieren die Wirkung von oralen Antidiabetika und
- sie verstärken die Wirkung von Herzglykosiden durch Kaliummangel.

Zu beachten:
- Bei Beendigung einer Dauertherapie mit Glukokortikoiden darf die Dosis nur langsam und schrittweise reduziert werden.
- Durch die immunsuppressive Wirkung besteht die Gefahr von Infektionen sowie die Reaktivierung latenter Infekte.
- Bei Patienten mit eingeschränkter Aktivität besteht Osteoporose-Gefahr (ggf. Osteoporose-Vorbeugung mit Calcium und Vitamin D).
- Die Anwendung inhalativer Glukokortikoide vor den Mahlzeiten hilft, orale Pilzerkrankungen und Heiserkeit zu vermeiden.

WICHTIG!
Bei Langzeitanwendung von Cortison systemisch oder über die Haut kann es zur Hautatrophie kommen. Bereits durch geringe mechanische Einwirkungen wie z.B. Kratzen, Anstoßen oder Berührungen ist die Haut im Anwendungsbereich anfällig für Verletzungen, sodass es zu offenen und blutenden Wunden kommen kann. Hier ist es notwendig, auch kleine Verletzungen zu desinfizieren, abzudecken und zu beobachten, um häufige Hautinfektion durch Bakterien und/oder Pilze zu erkennen bzw. zu verhindern. Bei der Wahl der Verbandsstoffe ist auf die Vulnerabilität (Verletzbarkeit) der Haut zu achten.

Kontrollen:
- Augenärztin (Grauer und Grüner Star treten häufiger auf)
- Blutdruck-, Blutzucker- und Gewichtskontrolle, Elektrolytkontrolle
- Gerinnungskontrolle bei Einnahme von Cumarin-Derivaten/oralen Antikoagulanzien. Bei gleichzeitiger Anwendung muss die Dosis der Antikoagulanzien angepasst werden.

11.2 Antihistaminika

Histamin bindet im Körper an die H1-Rezeptoren und die H2-Rezeptoren. Die Medikamente heißen zwar Antihistaminika, doch die Wirkstoffe beeinflussen nicht das Histamin selbst. Sie binden an den Histamin-Rezeptor, um ihn zu blockieren. Histamin kann nicht andocken und somit seine Wirkung nicht entfalten (= kompetitiver Antagonismus). Im Gegensatz zu Histamin bewirken die Antihistaminika aber keine Reaktion in der Zelle. (cara.care/de)

H1-Antihistaminika

Sie werden in Antihistaminika der 1. und 2. Generation eingeteilt. Gemeinsam ist ihnen, dass sie an den Histamin-H1-Rezeptor binden.

Wirkung:
- Hemmung einer allergischen Zusammenziehung der Bronchien
- Hemmung der erhöhten Gefäßdurchlässigkeit
- zentral: Sedierung (deutlich weniger bei Antihistaminika der 2. Generation)

1. Generation:
Sie werden wegen ihrer zentralen Wirkung vor allem als Schlafmittel oder Antiemetikum eingesetzt.

2. Generation:
Diese bevorzugt man als Antihistaminika gegenüber der 1. Generation, weil ihre sedierende Wirkung geringer ist.

Wirkstoffe (Medikamente):
1. Generation: z. B. Dimetinden (Fenistil®), Bamipin (Soventol®), Promethazin (Prothrazin®)
2. Generation: z. B. Fexofenadin (Telfast®), Desloratadin (Aerius®), Cetirizin (Zyrtec®)

Nebenwirkungen:
- Sedierung durch zentral dämpfenden Effekt (sehr häufig bei Antihistaminika der 1. Generation), bei der 2. Generation leichte Müdigkeit möglich
- Mundtrockenheit
- Mydriasis (Pupillenerweiterung) und verschwommenes Sehen
- Miktionsstörungen
- Obstipation
- Tachykardie (ventrikuläre Tachykardie)

Bei anaphylaktischem Schock werden H2-Rezeptorblocker zusätzlich zu H1-Rezeptorblockern verabreicht.

Zu H2-Antihistaminika siehe auch Teil I, Kapitel 20 Magenwirksame Mittel.

11.3 Adrenalin (Ephedrin)

Adrenalin ist ein natürliches Hormon des Nebennierenmarks. Als Arzneimittel wird es bei kardiopulmonaler Reanimation und akuten anaphylaktischen Reaktionen sowie zur Gefäßverengung bei chirurgischen Eingriffen verwendet.

Wirkung:
Adrenalin hat sympathomimetische Eigenschaften, fördert also die Tätigkeit des Sympathikus, und stellt Energie für den Organismus bereit. Seine Wirkung beruht auf der Bindung an Alpha- und Beta-Adrenozeptoren:
- Gefäßverengung (Vasokonstriktion)
- Erhöhung des Gefäßwiderstandes
- Gefäßerweiterung (Vasodilatation) im Skelettmuskel und an den Herzkranzgefäßen
- Erhöhung des Blutdrucks
- Steigerung der Kontraktionskraft
- Steigerung der Herzfrequenz
- Entspannung der glatten Muskulatur des Darms, der Harnblase (Harnretention), des Uterus und der Bronchien

- Bronchienerweiterung, verstärkte Atmung
- Erhöhung des Blutzuckerspiegels, Steigerung der Glykogen- und Fettaufspaltung, Hemmung der Insulinsekretion
- Hemmung der Histaminfreisetzung
- Pupillenerweiterung, Senkung des Augeninnendrucks

Medikamente:
Z. B. Suprarenin®, Epipen® Autoinjektor, Anapen®, Adrenalin-Autoinjektor JEXT®

WICHTIG!
Menschen mit schwerwiegenden Allergien wie z. B. Wespengiftallergie oder Nahrungsmittelallergien bekommen vom Arzt einen Adrenalin-Autoinjektor verordnet, um im Notfall selbst handeln zu können. Machen Sie sich mit der Bedienung eines Autoinjektors vertraut, sodass Sie im Notfall rasch für andere reagieren können.
Zum Adrenalin-Autoinjektor JEXT® gibt es einen Übungspen, den Jext®-Trainer, mit dem Patienten und ihr Umfeld die Handhabung üben können.

Übung
Machen Sie sich mit der Handhabung eines Autoinjektors vertraut. Dies hilft Ihnen, im Notfall rasch reagieren zu können.

Den Link zum Schulungsmaterial der AGES finden Sie hier:
https://www.jext-trainer.at/#video

Hier geht es zu Informationen über den Epipen:
http://www.epipen.at/public/ueber-ihren-epipen/

12 Antianämika (Medikamente zur Behandlung von Eisenmangel)

Eisen

Eisen ist ein lebenswichtiges Spurenelement des Organismus.
Eisenmangelanämien sind die häufigste Anämieform. Orale Eisenmedikamente enthalten zweiwertiges Eisen, da seine Bioverfügbarkeit höher ist als bei dreiwertigem Eisen. Bei der Verabreichungsdauer ist zu beachten, dass neben dem akuten Eisenmangel auch der Speichereisenmangel behoben werden muss.

Orale Anwendung

Medikamente:
Z. B. Tardyferon®, Eisen Verla®, Ferro sanol®, Ferrum Hausmann® 50 mg Eisen/ml

Zur Einnahme:

- Die Einnahme nüchtern, eine halbe Stunde vor der Mahlzeit verbessert die Aufnahme im Darm.
- Vitamin C ist der wirksamste bekannte Förderstoff der Eisenresorption, daher z. B. Orangensaft zur Einnahme der Tablette trinken.
- Nicht geeignet zur Einnahme sind Kaffee, schwarzer Tee, Colagetränke, Rotwein und Milch, da diese die Aufnahme von Eisen verringern.

Säuglinge und Kleinkinder:
Die Tropfen können 2- bis 4-mal täglich eingenommen werden – mit, kurz vor oder kurz nach einer Mahlzeit (Nicht-Nüchterneinnahme).

Nebenwirkungen:

- Dunkelfärbung des Stuhles ist häufig nach Einnahme oraler Eisenpräparate, aber unbedenklich.
- Zahnverfärbungen durch Eisenniederschlag sind möglich. Um sie zu verhindern, können Eisentropfen gut in Flüssigkeit verdünnt oder eisenhältige Brausetabletten mithilfe eines Trinkhalms eingenommen werden (z. B. in Orangensaft oder Trinkwasser, jedoch nicht in Milch, Kaffee, Tee oder Mineralwasser).
- Magen-Darm-Störungen wie Übelkeit, Erbrechen, Krämpfe, Obstipation, Dyspepsie.

Wechselwirkungen:

- Bei Patientinnen, die eine Ersatztherapie mit dem Schilddrüsenhormon Thyroxin erhalten, ist die Thyroxin-Aufnahme vermindert.
- Bei gleichzeitiger Einnahme von Eisensalzen und nichtsteroidalen Antirheumatika kann die Reizwirkung des Eisens auf die Schleimhaut des Magen-Darm-Traktes verstärkt sein.

- Magensäure-neutralisierende Medikamente (Antazida) und bestimmte Mineralstoffpräparate mit Calcium und Magnesium hemmen die Aufnahme von Eisen in den Körper.

WICHTIG!
Bei Verordnung von Eisen und L-Thyroxin wird empfohlen, zuerst das Schilddrüsenhormon und mit einem Abstand von mindestens 2 Stunden das Eisenpräparat einzunehmen.
Tests auf Blutspuren im Stuhl können falsch negativ ausfallen.

Parenterale Anwendung

Medikamente:
Z. B. Venover®, Ferrlecit®, Ferinjekt®

Verabreichung:
Das Präparat kann mit 100–250 ml physiologischer Kochsalzlösung verdünnt über 20–30 Minuten intravenös verabreicht werden.

Nebenwirkungen:

- Gefäßwandschädigung an der Injektionsstelle
- Übelkeit und Erbrechen
- allergische Reaktionen
- Blutdruckabfall
- Muskel- und Gelenksschmerzen
- Kopfschmerzen

WICHTIG!
Parenteral darf Eisen nur verabreicht werden, wenn im Fall einer anaphylaktischen Reaktion eine Behandlung und eine kardiopulmonale Reanimation unverzüglich sichergestellt sind.
Nach der Verabreichung muss der Patient mindestens 30 Minuten beobachtet werden.

Erythropoetin

Dies ist ein Glykoprotein-Hormon, das die Bildung der roten Blutkörperchen aus Vorgängerzellen im Knochenmark (Erythropoese) steuert.
Medikamente: z. B. Erypo®, Neorecormon®

Indikation:
- renale Anämie
- Vorbereitung der Eigenblutspende
- Anämie unter Hämo- oder Peritonealdialyse

Verabreichung:
Je nach Präparat ist eine subkutane oder eine intravenöse Applikation möglich. Die Patientin kann nach entsprechender Schulung das Medikament selbst subkutan injizieren.

Nebenwirkungen:
- Bluthochdruck
- Kopfschmerzen
- Thrombosen des Gefäßzugangs
- Thrombozytopenie (erniedrigte Anzahl an Blutplättchen)
- Thrombose

Da Erythropoetin („Epo") missbräuchlich zum Doping verwendet wird, steht es auf der von der Welt-Anti-Doping-Agentur (WADA) herausgegebenen Verbotsliste. (nada.at)

Vitamin B12 (Cobalamin)

Auch langanhaltender Vitamin-B12-Mangel führt zur Blutarmut, der sogenannten perniziösen Anämie. Ein Mangelzustand beeinflusst die Bildung der roten Blutkörperchen. Ihre Anzahl im Blut ist vermindert, sie erscheinen zu groß (makrozytär) und der Hämoglobin-Gehalt pro Zelle ist erhöht (hyperchrom). Dadurch sind nur wenige rote Blutzellen sowie insgesamt zu wenig Hämoglobin im Blut vorhanden.

Ursachen:
- zu geringe Zufuhr (z. B. Mangelernährung)
- zu geringe Aufnahme (z. B. Resorptionsstörungen)
- erhöhter Bedarf (z. B. in der Schwangerschaft)

Die Verabreichungsform ist abhängig von der Ursache des Vitamin-B12-Mangels:
- orale Vitamin-B12-Gabe
- Vitamin-B12-Injektionen i. m., s. c. (oder auch i. v.)

Medikamente:
Z. B. Vitamin-B12-Depot Injektopas®, Cefavit® B12 Depot, B12 Ankermann® Vital

Folsäure

Auch Folsäuremangel führt zu einer Anämie mit vergrößerten roten Blutkörperchen (hyperchrome makrozytäre Anämie) sowie bei Schwangerschaft zu Fehlentwicklungen des Embryos (Neuralrohrdefekte).

Medikamente:
Z. B. Folsan®, Folsäure-ratiopharm® 5 mg

Übung

Finden Sie folgendes anhand der Fachinformation heraus:
Wie werden Eisentropfen bei Säuglingen verabreicht?
Z. B.: Ferrum Hausmann® Lösung, Ferro sanol®

https://viforpharma-pro.de/downloads/ferrum-hausmann-tropfen-fachinformation

Art der Verabreichung:

Übung

Eine gesunde Ernährung hilft dabei, einem Mangel an Vitaminen und Eisen vorzubeugen. Geben Sie Beispiele – auch solche, die bei veganer Ernährung geeignet sind.

Welche Nahrungsmittel sind besonders reich an Vitamin B12?

Welche Nahrungsmittel sind besonders reich an Eisen?

Welche Nahrungsmittel enthalten viel Calcium?

13 Zubereitungen der Augenheilkunde

In der Augenheilkunde werden Medikamente vorwiegend lokal angewendet. Augentropfen können die Hornhaut gut passieren, und die Wirkstoffe können bei direkter Anwendung am Zielort höher konzentriert verabreicht werden als bei systemischer Anwendung.

Lokalanästhetika

Sie werden in der Ophthalmologie hauptsächlich als Augentropfen verabreicht (Tropfanästhesie). Die Bindehaut und die Hornhaut werden dadurch schmerzfrei, kleinere Operationen können gut durchgeführt werden. So lassen sich oberflächliche Hornhautfremdkörper entfernen oder der Augeninnendruck messen. Für Letzteres ist die kurze Lokalanästhesie der Hornhaut notwendig, damit der Messzylinder (Tonometer) nicht schmerzhaft ist.

Medikamente:
Z. B. Novain® 0,4 % Augentropfen, Benoxinat®

Mydriatika (pupillenerweiternde Medikamente)

Diese werden zur Pupillenerweiterung für die Diagnose sowie zur Therapie entzündlicher Augenerkrankungen (z. B. der Iris) verordnet. Sie werden in zwei Gruppen unterteilt, Parasympatholytika einerseits und Sympathomimetika andererseits.

Einige Parasympatholytika:
- Cyclopentolat (kurze Wirkdauer): z. B. Cyclopentolat® 1 % Thilo-Augentropfen
- Tropicamid (kurze Wirkdauer): z. B. Mydrum® Augentropfen, Agepha® 0,5 % Augentropfen
- Atropin (lange Wirkdauer): z. B. Minims-Atropinsulfat® 1,0 % Einmalaugentropfen
- Scopolamin (lange Wirkdauer): z. B. Boro-Scopol® N 3 mg/g Augentropfen

Sympathomimetika:
Phenylephrin: z. B. Minims-Phenylephrin-Hydrochlorid® 10 % Einmalaugentropfen

> **WICHTIG!**
> Mydriatika können die Reaktionsfähigkeit und Verkehrstüchtigkeit stark beeinträchtigen.
> In den ersten Stunden nach der Anwendung ist mit gestörter Anpassung der Augenlinse zum Nah-/Fernsehen (Störungen der Akkommodation) und Sturzgefahr zu rechnen. Durch die Pupillenerweiterung ist außerdem die Lichtempfindlichkeit und Blendung erhöht (Sonnenbrille!).
> Die Wirkung der Tropfen hält in der Regel mehrere Stunden an, kann allerdings bei einigen Präparaten auch am nächsten Tag noch bemerkbar sein.

Verabreichung:
In Packungsanweisungen bzw. Anleitungen wird die Anwendung wie folgt beschrieben:
1. Den Kopf zurückneigen und zur Decke blicken.
2. Die Tropfflasche umdrehen und daraufdrücken, bis ein Tropfen in das Auge fällt.
3. Das betroffene Auge geschlossen halten und dabei mit dem Finger für eine Minute auf den inneren, der Nase zugewandten Augenwinkel drücken. Die Tropfspitze der Flasche soll indessen weder das Auge noch etwas anderes berühren.
4. Nach der Anwendung die Flasche wieder verschließen und den Verschluss festdrehen.
   Träger weicher Kontaktlinsen müssen diese vor der Anwendung entfernen und mindestens 15 Minuten warten, ehe sie sie wieder einsetzen.
   (imedikament.de)

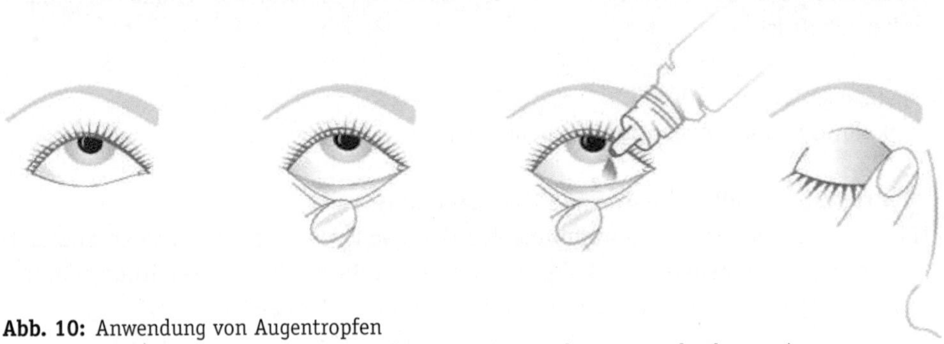

Abb. 10: Anwendung von Augentropfen
(https://www.imedikament.de/brimogen-2-mg-ml-augentropfen-loesung)

Glaukommittel
Dabei handelt es sich um Arzneimittel zur Senkung eines erhöhten Augeninnendrucks.

Wirkstoffe und Wirkung:
- Carboanhydratasehemmer: systemische und lokale Anwendung. Das Enzym Carboanhydratase wird gehemmt, die Kammerwasserbildung reduziert.
  z. B. Acetazolamid, Dorzolamid
- Betarezeptorenblocker: lokale Anwendung. Auch sie reduzieren die Produktion des Kammerwassers.
  z. B. Timolol, Carteolol, Clonidin
- Miotika: Fördern den Abfluss des Kammerwassers.
  Parasympathomimetika, z. B. Pilocarpin; Prostaglandin-Derivate, z. B. Latanoprost, Travoprost

Medikamente:
Acetazolamid „Agepha®" 250 mg Tabletten, Dorzo-Vision® Augentropfen, Timolol Santen® 0,25 % Augentropfen, Iopidine® 0,5 % Augentropfen, Pilocarpin Puropt® Augentropfen 2 %, Latanoprost® Pfizer 50 Mikrogramm/ml Augentropfen

WICHTIG!
Kältebedingte Reizungen durch Augenheilmittel, die im Kühlschrank gelagert werden müssen, lassen sich reduzieren, indem der Behälter vor der Anwendung in der geschlossenen Hand erwärmt wird.
Werden einem Patienten zwei oder mehr Mittel am selben Auge verabreicht, muss ein Abstand von mind. 10–15 Minuten eingehalten werden.
Bei Kontaktlinsenträgern entscheidet die Ärztin, ob die Linsen trotz Anwendung von Augenmedikamenten getragen werden können.

Bei verschiedenen **Dauermedikamenten**, die systemisch wirken, sind **Nebenwirkungen am Auge** möglich.
Beispiele:
- Glukokortikoide: Sowohl bei systemischer als auch bei lokaler Anwendung können diese Medikamente den Augeninnendruck erhöhen.
- Insulin: Ein hoher Blutzuckerspiegel vor einer Neueinstellung kann zur Schwellung der Linse geführt haben, weil Glukose Wasser bindet. Normalisieren sich die Blutzuckerwerte durch Insulingabe, verliert die Augenlinse überschüssiges Wasser und schwillt ab. Ihre Brecheigenschaften verändern sich, was die Sehkraft beeinträchtigt. In diesem Fall mit der Anpassung einer neuen Brille warten, da der Umstellungsprozess das Sehen nur vorübergehend beeinflusst. Dann passt sich das Gehirn dieser Veränderung im Zuckerhaushalt an. Sehstörungen sind jedenfalls dem Arzt weiterzugeben.
- Amiodaron: Ein Antiarrhythmikum, das in die Tränenflüssigkeit ausgeschieden wird und sich auf der Hornhaut ablagern kann. Dies kann Sehstörungen hervorrufen, etwa verschwommenes Sehen.

Augenheilmittel können wiederum **systemische Nebenwirkungen** haben.
Ein Teil der verabreichten Wirkstoffdosis wird einerseits über die Bindehaut, andererseits über die Nasenschleimhaut resorbiert. Dies kann zu unerwünschten Wirkungen im Organismus führen.
Beispiele:
Betablocker wie Timolol: z. B. Hypotonie, Bradykardie, asthmaartige Beschwerden
Clonidinhaltige Augentropfen: z. B. Müdigkeit, Schwindel, Blutdruckabfall

WICHTIG!
Die Gefahr der Resorption durch den Organismus lässt sich minimieren, wenn man nach dem Eintropfen für 2–3 Minuten Druck auf den Nasenknochen im Bereich des Augenlidwinkels ausübt, was die Aufnahme über die Nasenschleimhaut reduziert. Zudem erhöht dies die Verweildauer der Tropfen auf der Augenoberfläche, was bei Antibiotika oder Anti-Glaukom-Tropfen erwünscht ist.

Lösungen zur intravitrealen Injektion

Dies sind Präparate, die direkt in den Glaskörper des Auges (intravitreal) verabreicht werden. Sie zählen zu den parenteralen Arzneimitteln. Der Vorteil ist, dass der Wirkstoff in hoher Konzentration direkt am Wirkort verabreicht wird und den Körperkreislauf umgeht. Dies wird vor allem bei Medikamenten zur Behandlung der Altersbedingten Makuladegeneration (AMD) angewandt. (das-pta-magazin.de)

Übung

Sehen Sie sich das folgende YouTube-Video an. Am besten wäre es, wenn Sie mit benetzenden Augentropfen ohne Wirkstoff die Anwendung an sich selbst üben können. https://www.youtube.com/watch?v=y05G0ycJG84

14 Medikamente bei Schilddrüsenerkrankungen

14.1 Schilddrüsenhormon

Bei einer Schilddrüsenunterfunktion (Hypothyreose) produziert der Körper nicht ausreichend Schilddrüsenhormone.
Der Wirkstoff Levothyroxin ist mit dem von der Schilddrüse gebildeten Hormon Thyroxin identisch. Daher wird er bei Schilddrüsenunterfunktion als Hormonersatz angewendet. Da die Unterfunktion der Schilddrüse nicht ursächlich behandelt werden kann, müssen Schilddrüsenhormone oft lebenslang substituiert werden.

Medikamente:
Euthyrox®, L-Thyrox®

Einnahmezeitpunkt:
Morgens nüchtern, mindestens eine halbe Stunde vor dem Frühstück und mit Wasser. Andere Getränke wie Schwarztee, Milch oder Kaffee blockieren die Aufnahme der Wirkstoffe.

14.2 Thyreostatika

Diese hemmen die Bildung von Schilddrüsenhormon und werden daher bei der Schilddrüsenüberfunktion eingesetzt.

Medikamente:
Carbimazol 5 mg HEXAL®, Thyrozol®, Favistan®

Einnahmezeitpunkt:
Beliebig, Patientinnen müssen nicht nüchtern sein.

Nebenwirkungen:
Leukozytopenie, Leberschädigung, Juckreiz und Hautausschlag

WICHTIG!
Treten Fieber oder anginaähnliche Halsbeschwerden auf, ist eine sofortige Kontrolle der Leukozyten notwendig. Diese Symptome können ein Hinweis auf eine Leukozytopenie sein.

14.3 Kaliumjodid

Bei einem Atomreaktorunfall kann radioaktives Jod freigesetzt werden. Kaliumjodid-Tabletten verhindern die Aufnahme von radioaktivem Jod in die Schilddrüse. Durch die hohe Jodmenge wird die Schilddrüse für mehrere Tage blockiert und außer Funktion gesetzt (Wolff-Chaikoff-Effekt). Radioaktives Jod wird dadurch schnell ausgeschieden, und Schilddrüsenkrebs als Folge kann vermieden werden.

WICHTIG!
Kaliumjodid-Tabletten dürfen nur eingenommen werden, wenn die Gesundheitsbehörden dies im Katastrophenfall ausdrücklich anordnen.
Über 40-Jährigen wird auch dann von einer Einnahme abgeraten, da ab diesem Alter das Schilddrüsenkrebs-Risiko deutlich geringer ist als das Risiko von Nebenwirkungen der Tabletten. (gesundheit.gv.at)

Übung
Was ist eine Leukozytopenie?

Welche Ursachen hat die Leukozytopenie?

Welche Symptome treten bei Leukozytopenie auf?

Was sind Gefahren der Leukozytopenie?

Welche Informationen benötigen Patienten?

15 Anästhetika

15.1 Allgemeinanästhetika (Narkose)

Die Narkose dient zur:

- Herbeiführung von Bewusstseinsverlust (Hypnose): durch Einsatz von Anästhetika (intravenöse Hypnotika oder inhalative Narkotika)
- Schmerzlosigkeit (Analgesie): durch Einsatz von Opioiden
- Ausschaltung der Reflexaktivität (Areflexie): durch Einsatz von Anästhetika, Opioiden und Muskelrelaxanzien
- Erinnerungsausschaltung (Amnesie): durch Einsatz von Hypnotika
- Erschlaffung der Muskulatur (Muskelrelaxation): durch Einsatz von Muskelrelaxanzien

Inhalationsanästhetika

Ihr Vorteil ist, dass sie gut steuerbar sind, weil sie schnell an- und abfluten können. Das Anästhetikum wird hierbei einem Gasgemisch beigemischt (z. B. Sauerstoff, Druckluft), das Patientinnen einatmen. Von der Lunge (Alveolen) aus tritt es ins Blut über.
Als Maßeinheit für die Wirksamkeit eines Inhalationsanästhetikums gilt die minimale alveoläre Konzentration (MAC).
Beispielhafte Mac50-Werte:

- Isofluran 1,2 % (Forene®)
- Sevofluran 1,7 % (Sevorane®)
- Desfluran 6,0 % (Suprane®)
- Lachgas 105 %

Injektionsanästhetika

Diese Anästhetika werden intravenös verabreicht, um eine Narkose einzuleiten oder durchzuführen.

Gebräuchliche Mittel:

- Thiopental
- Methohexital
- Propofol
- Ketamin
- Etomidat
- Fentanyl, Remifentanil, Sufentanil, Alfentanil
- Midazolam (sowie weitere kurz wirksame Benzodiazepine)

Beispiel: Propofol
Propofol (Mittel: Diprivan®) wird sehr oft bei Untersuchungen wie Gastroskopie oder Coloskopie zur Sedierung verwendet.

Wirkung:
- anästhetisch, kurz wirksam, die Wirkung tritt rasch ein
- beruhigend, entspannend, euphorisierend

Nebenwirkungen:
- Schmerzen an der Injektionsstelle
- verlangsamter Puls
- niedriger Blutdruck
- vorübergehender Atemstillstand
- Übelkeit und Erbrechen, Kopfschmerzen nach dem Erwachen (Übelkeit allerdings seltener als bei Inhalationsanästhetika)

15.2 Lokalanästhetika

Lokalanästhetika blockieren lokal die Schmerzweiterleitung, indem sie regionale Na^+-Kanäle an Nerven blockieren und Erregungsleitung der behandelten Nerven hemmen. Zudem schwächen sie die Wirkung in entzündetem Gewebe ab.
Einige Präparate enthalten außerdem Adrenalin, Noradrenalin oder Phenylephrin. Dadurch werden die Blutgefäße im Anwendungsbereich verengt, die Durchblutung wird reduziert. Dies verlangsamt den Abtransport der Lokalanästhetika, die Wirkdauer des Anästhetikums wird verlängert.

Arten der Verabreichung:
- Oberflächenanästhesie
- Infiltrationsanästhesie
- Leitungsanästhesie
- intravenöse Regionalanästhesie

Zubereitungen:
Creme, Salbe, Spray, Puder, Pflaster, Suppositorien, Lutschtabletten, Augentropfen, Ampullen

Medikamente:
Z. B.: Xylocain®, Xylonest®, EMLA®, Benzocain Lutschdragees, Lidocain Röwo 0,5 % Ampullen, Ampres®

Nebenwirkungen:
- niedriger Blutdruck
- Übelkeit, Erbrechen
- verlangsamter Puls
- Herzrhythmusstörung

Schwere Nebenwirkungen sind zentralnervöse oder kardiovaskuläre Symptome, die durch Reizung oder Unterdrückung von Hirnrinde und Medulla hervorgerufen werden. Ursachen sind starke Überdosierung oder unabsichtliche Injektion des Lokalanästhetikums in ein Gefäß. (gelbe-liste.de)

WICHTIG!
Bei schweren Nebenwirkungen liegt eine Notfallsituation vor!
Sofort folgende Gegenmaßnahmen ergreifen:

- Zufuhr des Mittels sofort unterbrechen
- ausreichende Sauerstoffversorgung sicherstellen: Atemwege freihalten, Sauerstoffzufuhr, evtl. künstlich beatmen (Intubation) (imedikament.de)

16 Antiemetika

Sie werden als symptomatische oder präventive Behandlung von Brechreiz und Erbrechen unterschiedlicher Ursache eingesetzt.

Indikationen:
Z. B. Reisekrankheit, Migräne, Magen-Darm-Grippe, Chemotherapie und bei Operationen.

Serotonin-5-HT3-Rezeptor-Antagonisten

Sie binden an Serotoninrezeptoren und verhindern damit die Wirkung der körpereigenen Substanz Serotonin.

Wirkstoffe (Medikamente):
Z. B. Granisetron (Kytril®, Granisetron® Actavis), Ondansetron (Ondansetron® STADA 2 mg, Ondansan®, Zofran Zydis 4 mg)

Dopamin-Antagonisten

Sie binden an die verschiedenen Dopaminrezeptoren und heben so die Wirkung des Botenstoffs Dopamin im Körper auf.
Im Zentralnervensystem wirken sie gegen Erbrechen, außerdem beschleunigen sie die Magen-Darm-Bewegung (prokinetische Wirkung) und vermindern den Muskeltonus des Pylorus.

Wirkstoffe (Medikamente):
Z. B. Prokinetika wie Domperidon (Motilium®, Domperidon® AL 10 mg) und Metoclopramid (Paspertin®, Metoclopramid® STAD)

Nebenwirkung:
Besonders bei Kindern können unter Metoclopramid Störungen des Bewegungsablaufs (extrapyramidale Nebenwirkungen) auftreten.

Neurokinin-1 (NK1)-Rezeptorantagonisten

Sie hemmen die Wirkung von Botenstoffen, die das Brechzentrum im Gehirn anregen.

Wirkstoffe (Medikamente):
Z. B. Aprepitant (Emend®), Fosaprepitant (IVEMEND® 150 mg), Rolapitant (Varubi®)

H1-Antihistaminika

H1-Antihistaminika der ersten Generation werden heute bei Reisekrankheit als Antiemetikum sowie als Schlafmittel eingesetzt. Sie blockieren Rezeptoren, die für histaminbedingte Übelkeit und Erbrechen verantwortlich sind.

Wirkstoffe (Medikamente):
Z. B. Dimenhydrinat (Vomex® A, Vertigosan®, Reisetabletten® Stada), Diphenhydramin (Vertirotravel®, Diphenhydramin® 50 mg)

Neuroleptika (siehe auch Teil I, Kapitel 25)
Sie blockieren bestimmte Serotonin- und teils auch Dopaminrezeptoren. Neben der Anwendung bei Psychosen werden sie auch als Antiemetika eingesetzt.

Wirkstoffe (Medikamente):
Olaranzapin (Zyprexa®, Aedon®)
Haloperidol (Haldol®)

Phytopharmaka
Pfefferminze, Ingwer, Kamille, Fenchel (Iberogast®, Gasteo®)
Cannabinoid (medizinisches Marihuana): (Dronabinol®)

Kortikosteroide
Der genaue antiemetische Wirkmechanismus der Kortikosteroide ist derzeit nicht bekannt.

Wirkstoffe (Medikamente):
Z. B. Dexamethason (Dexamethason® HCS 4 mg)

17 Wirkstoffe bei Gelenkserkrankungen

17.1 Medikamente zur langfristigen Gichttherapie

Urikostatika (Medikamente zur Harnsäuresenkung)

Es handelt sich um Xanthinoxidase-Inhibitoren (XOI), die die Umwandlung von Xanthin in Harnsäure hemmen.

Wirkstoffe (Medikamente):

- Allopurinol (Allopurinol Genericon® retard 300 mg, Allopurinol Hexal® 300 mg)
- Febuxostat (Febuxostat STADA® 80 mg)

> **WICHTIG!**
> Zu Beginn der Therapie besteht die Gefahr eines akuten Gichtanfalls, weil Harnsäure aus dem Gewebe mobilisiert wird. Die Therapie soll deswegen nicht unterbrochen werden.
> Auf ausreichende Flüssigkeitszufuhr achten!

Urikosurika (Medikamente zur Harnsäureausscheidung)

Diese Arzneistoffe senken den Harnsäurespiegel, indem sie die Wiederaufnahme der Harnsäure in der Niere hemmen. Die Harnsäure gelangt vermehrt aus dem Gewebe ins Blut, in der Folge werden Harnsäureablagerungen im Gewebe abgebaut und ausgeschieden.

Medikamente:

- Uricovac®
- Benzbromaron® AL 100 (Kombination aus Urikostatika und Urikosurika)
- Allobenz®

17.2 Medikamente in der Rheumatherapie

Folgende Wirkstoffgruppen werden unterschieden:

- Schmerzmedikamente (Analgetika, NSAR)
- Cortisonpräparate, siehe Teil II, Kapitel 11.1
- klassische Basismedikamente
- Biologika
- zielgerichtete, synthetische Basismedikamente

Hier sollen die noch nicht näher besprochenen Wirkstoffgruppen beschrieben werden.

Klassische Basismedikamente

Die Basismedikamente umfassen Wirkstoffe, die pharmakologisch betrachtet ganz unterschiedlich sind. Dazu zählen Medikamente aus der Krebstherapie, aber auch Anti-Malaria-Mittel.

Wirkstoffe:
Z. B. Cyclosporin, Methotrexat, Sulfasalazin

Biologika

Dies sind Eiweißsubstanzen aus biotechnologischer Herstellung. Sie richten sich gezielt gegen bestimmte körpereigene Botenstoffe, die Entzündungen fördern, bzw. direkt gegen Immunzellen.

Medikamente:
Orencia® 125 mg Injektionslösung im Fertigpen, Remicade®, Inflectra®, Remsima®

Verabreichung:
Die Einnahme in Tablettenform ist bei Biologika nicht möglich, weil ihre Eiweißstruktur durch die Magensäure zerstört würde. Sie werden deshalb stets als Spritze verabreicht.

Zielgerichtete, synthetische Basismedikamente

Diese Substanzen wirken nicht, wie die Biologika, auf Botenstoffe im Blut. Sie werden innerhalb der Zellen aktiv, wo sie den entzündungsfördernden Signalweg unterbrechen.

Medikamente (Tabletten):
Z. B. Xeljanz®, Olumiant®, Otezla®

Bei allen Basismedikamenten sind folgende Kontrolluntersuchungen nötig:
Blut-, Leber- bzw. Nierenwerte
(rheuma-liga.de)

Teil III
Diabetes
für Pflegeassistenz und Pflegefachassistenz

Fakten und Zahlen zu Diabetes in Österreich

- In Österreich leidet jede oder jeder zehnte Einwohner bzw. Einwohnerin an Diabetes mellitus. Zumindest ein Drittel der Betroffenen weiß nichts von der eigenen Erkrankung.
- Zurzeit gibt es in Österreich 800.000 Menschen, die an Diabetes mellitus erkrankt sind. Im Jahr 2045 werden es mehr als eine Million Menschen sein.
- Von den vier Diabetes-Typen (Typ-1-Diabetes, Typ-2-Diabetes, Gestationsdiabetes und weitere Diabetesformen) kommt Typ-2-Diabetes am häufigsten vor. 85–90 % aller Menschen mit Diabetes leiden an Typ-2-Diabetes.
- Jedes Jahr werden 300 Menschen wegen eines Nierenversagens aufgrund vom Diabetes dialysepflichtig.
- Jedes Jahr erblinden in Österreich 200 Menschen als Folge des Diabetes mellitus.
- Etwa jede zehnte Schwangere ist von Schwangerschaftsdiabetes betroffen.
- Übergewicht und Adipositas sowie Bewegungsmangel erhöhen das Risiko für Typ-2-Diabetes. Rund 50 % aller in Österreich lebenden Menschen sind zumindest übergewichtig. Übergewicht bedeutet einen Körpermassenindex (BMI) von mehr als 25 kg/m^2.
- Ab einem BMI von über 30 kg/m^2 ist eine Person adipös (fettleibig).
- Jedes dritte Kind in Österreich ist übergewichtig. Bei etwa zehn Prozent der Burschen und Mädchen lautet die Diagnose nicht einfach nur Übergewicht, sondern Adipositas.
- 30.000 Menschen in Österreich leiden an einem Typ-1-Diabetes, davon sind etwa 1.600 Schulkinder.

1 Diabetes – Leben mit bedingter Gesundheit

Diabetes mellitus ist eine chronische Erkrankung. Da Diabetes mellitus nicht heilbar ist, sondern ins Leben integriert werden muss, verlangt die Erkrankung von Patientinnen

- die Fähigkeit, auf die Bedingungen des Lebens zu reagieren
- die Kunst, das Leben so, wie es ist, zu bewältigen und zu gestalten
- die Bereitschaft, dem Leben auch Einschränkungen zuzugestehen

Bedingte Gesundheit bedeutet somit:

- Befreiung von Krankheit (insbesondere von Symptomen) so weit als möglich
- leben können trotz bleibendem Krankheitsrest
- annehmen, was unveränderlich ist

Patienten benötigen von den Pflegenden:

- Information, Beratung und Schulung
- eine emotionale Basis des Vertrauens und „Wohlfühlens"

Woran erkennt man Diabetes mellitus?

Normalerweise liegt der Blutzucker (BZ) nüchtern nicht über 100 mg% und zwei Stunden nach dem Essen nicht über 140 mg%. Wenn der Blutzucker über ca. 180 mg% steigt, kommt es bei den meisten Diabetikerinnen zu einer Ausscheidung von Zucker im Urin.
Von einem Diabetes mellitus spricht man, wenn Nüchternblutzuckerwerte über 125 mg/dl liegen.

Anzeichen für erhöhte Blutzuckerwerte

- viel Harn
- viel Durst
- Müdigkeit, Leistungsabfall
- schlecht heilende Wunden, Infektionen
- Gewichtsverlust
- Exsikkose
- Auftreten von Ketonkörpern im Harn (saure Stoffwechselprodukte), typischer Azetongeruch in der Atemluft

Häufig wird die Diagnose Diabetes zufällig gestellt, da bei manchen Patienten die Symptome fehlen oder nicht erkannt werden.

Oraler Glukosetoleranztest

		Plasma		Vollblut	
		venös	kapillär	venös	kapillär
Nüchtern-Wert					
Normal	mg/dl mmol/l	< 100 < 5,6	< 100 < 5,6	< 90 < 5,0	< 90 < 5,0
Gestörte Nüchtern-glukose	mg/dl mmol/l	100–125 5,6–6,9	100–125 5,6–6,9	90–109 5,0–6,1	90–109 5,0–6,1
Diabetes mellitus	mg/dl mmol/l	≥ 126 ≥ 7,0	≥ 126 ≥ 7,0	> 110 > 6,1	> 110 > 6,1
2-h-Wert (75-g-oGTT)					
Normal	mg/dl mmol/l	< 140 < 7,8	< 160 < 8,9	< 120 < 6,7	< 140 < 7,8
Gestörte Glukose-toleranz	mg/dl mmol/l	140–199 7,8–11,1	160–219 8,9–12,1	120–179 6,7–9,9	140–199 7,8–11,1
Diabetes mellitus	mg/dl mmol/l	≥ 200 ≥ 11,1	≥ 220 ≥ 12,2	≥ 180 ≥ 10,0	≥ 200 ≥ 11,1

Abb. 11: Oraler Glukosetoleranztest

Es werden 4 Diabetes-Typen unterschieden

Typ-1-Diabetes (T1D):

- absoluter Insulinmangel und Insulinpflicht
- vorwiegend bei Kindern, Jugendlichen und jungen Erwachsenen

Typ-2-Diabetes (T2D):

- relativer Insulinmangel (das Insulin ist nicht in der Lage, den Blutzuckerspiegel ausreichend zu senken)
- bei Erwachsenen und älteren Menschen

Gestationsdiabetes (GDM):

- erstmals während der Schwangerschaft aufgetretene oder diagnostizierte Glukosetoleranzstörung

Andere spezifische Diabetesformen:

- z. B. durch Pankreaserkrankungen, medikamentös-chemisch bedingt, genetische Defekte der Insulinsekretion und der Insulinwirkung

Standarddiagnostik des Diabetes mellitus und des erhöhten Diabetesrisikos

	Manifester DM	Erhöhtes Diabetesrisiko
Nicht nüchtern („random glucose") venös oder kapillär	≥ 200 mg/dl (11,1 mmol/l) an 2 Tagen ODER ≥ 200 mg/dl + klassische Symptome	–
Nüchternglukose (venöses Plasma)	≥ 126 mg/dl (7,0 mmol/l) an 2 Tagen	≥ 100 mg/dl (5,6 mmol/l), aber ≤ 125 mg/dl (6,9 mmol/l) (abnorme Nüchternglukose, „impaired fasting glucose", IFG)
2-h-Glukose nach 75 g oGTT (venöses Plasma)	≥ 200 mg/dl (11,1 mmol/l) an 2 Tagen	Glukose ≥ 140 mg/dl (7,8 mmol/l), aber ≤ 199 mg/dl (11,0 mmol/l) (gestörte Glukosetoleranz, „impaired glucose tolerance", IGT)
HbA1c	≥ 6,5 % (48 mmol/mol) an 2 Tagen	≥ 5,7 % (39 mmol/mol), aber ≤ 6,4 % (46 mmol/mol)

Übung

Welche asymptomatischen Erwachsenen haben ein erhöhtes Hyperglykämie- bzw. Diabetesrisiko und sollten daher ein Diabetesscreening erhalten?

2 Blutzuckermessung

Glukosebestimmung aus dem Kapillarblut

Die Blutzuckermessung erfolgt durch kapillare Blutentnahme. Dazu eignet sich die Stelle seitlich an den Fingerkuppen.

Patientin

- Information über Zweck und Vorgehen
- Entnahmestelle/Finger wählen, den die Patientin weniger benötigt
- evtl. Punktionsstelle vorwärmen (reiben, warmes Wasser)

Material

- Stichlanzette, sterilisiert
- Testgerät
- Teststreifen, jeweils zum Gerät passend
- Desinfektionsmittel, Tupfer, evtl. Handschuhe

Durchführung

- Information über die korrekte Handhabung des jeweiligen Blutzuckermessgerätes
- die Einstichstelle muss gut durchblutet sein
- Desinfektion
- durch Druck Haut anspannen, dann kurzer, tiefer Einstich
- Einstich nach Hautbeschaffenheit „dosieren"
- den ersten Tropfen Blut wegwischen (enthält Gewebesaft)
- das Blut muss ohne starkes Quetschen von selbst ausfließen und einen Tropfen bilden
- Tropfen auf Teststreifen aufbringen
- mit Tupfer Blutspuren wegwischen
- Einstichstelle mit Schnellverband abdecken

WICHTIG!

- Der Einsatz einer Stechhilfe führt zu weniger Schmerzen und Gewebsverletzungen an der Fingerbeere.
- nur intakte Haut punktieren
- nur Einweglanzetten benutzen – Infektionsprophylaxe
- nur warme Finger punktieren

Der Teststreifen dient:
- zur vorläufigen Bestimmung im Notfall
- zur Verlaufskontrolle auf der Abteilung
- zur Selbstkontrolle für Diabetiker

Sicherheitslanzetten

Im klinischen Gebrauch sollten ausschließlich Sicherheitslanzetten verwendet werden. Sicherheitslanzetten haben eine vorgegebene Stechtiefe, die Lanzette ist im Inneren des Gehäuses sicher verborgen. Die Klinge wird nach der Punktion zur Vermeidung von Nadelstichverletzungen automatisch eingezogen.
z. B. MiniCollect® Sicherheitslanzette, Wellion® Sicherheitslanzette, Solofix® Safety, Accu-Chek Safe-T-Pro Plus

Blutzuckermessung bei Kindern

Bei größeren Kindern: an der lateralen oder medialen Fingerbeere.
Bei Säuglingen: kapilläre Blutentnahme am lateralen oder medialen Fersenballen. Bei Säuglingen sollte auf eine Punktion des Fingers verzichtet werden, da eventuell der Knochen verletzt werden könnte.

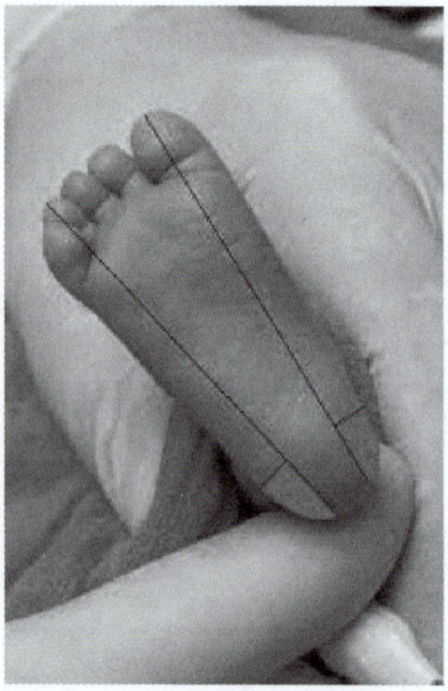

Abb. 12: Punktionsstelle für Fersenblutentnahme (www.management-krankenhaus.de/topstories/labor-diagnostik/neugeborenen-screening-erfolgsmodell-der-neonatalogie)

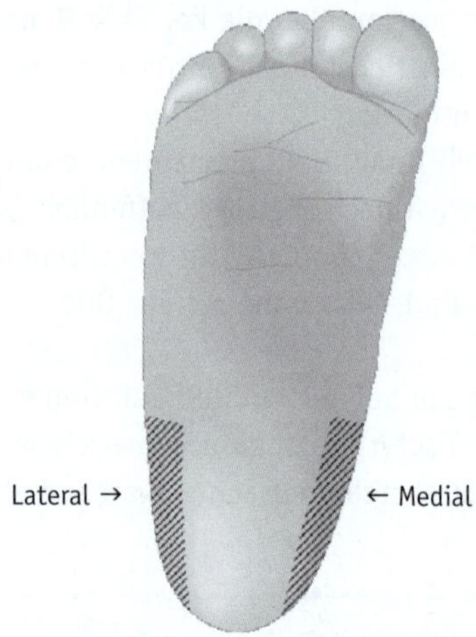

Abb. 13: Punktionsstelle für Fersenblutentnahme (www.owenmumford.com/de/wp-content/uploads/sites/6/2018/02/Owen-Mumford_Kapillarblutentnahme_Punktionsstelle-für-Fersenblutentnahme.pdf)

WICHTIG!
Blutentnahmen an der Fersenkuppe können die Knochenhaut verletzen und zu einer Calcaneus-Osteomyelitis führen.

Auch *Kleinkinder* sollten sobald wie möglich in der Blutzuckermessung beteiligt werden, z. B. den Streifen ins Gerät schieben oder den Finger zum Stechen aussuchen.
Bereits ab dem *Vorschulalter* ist es möglich, dass Kinder wissen, wie die Messgeräte bedient werden. An die regelmäßige Messung zu denken und das Messergebnis zu bewerten ist ihnen jedoch nicht möglich, da das Zahlenverständnis noch nicht ausreicht.
Ältere Schulkinder sind in der Lage, selbstständig Blutzuckerwerte zu messen und zu dokumentieren, sie sind jedoch überfordert, wenn sie aus ihren Blutzuckerwerten Rückschlüsse zur Insulindosis ziehen sollen.

Wichtig ist, dass das Blutzuckermessgerät dem Kind gefällt und dass es möglichst leicht zu bedienen ist.

2.1 Blutzuckermessgeräte

Für alle Diabetiker ist es wichtig, das individuell passende Blutzuckermessgerät zu finden, das ihren Bedürfnissen entspricht (z. B. große Schrift am Display). Die unterschiedlichen Hersteller bieten eine Vielzahl von Blutzuckermessgeräten mit unterschiedlichen Funktionen an. Alle Geräte zeigen eine hohe Messgenauigkeit.

Hier eine Auswahl an Blutzuckermessgeräten:

Freestyle Freedom Lite	Abbott
Freestyle Precision Neo	Abbott
GlucoCheck XL	Activmed
GlucoCheck Gold	Activmed
Contour Next One	Bayer
OneTouchVerio	Johnson&Johnson
Beurer GL 50	Beurer
Fora G21	Drott
Gluco Talk	med-pro Minder Diagnostik (sprechendes BZ-Messgerät)
Wellion CALLA Dialog	Medtrust
(für blinde und stark sehbehinderte Diabetikerinnen)	
Wellion Galileo	Medtrust
Wellion LINUS	Medtrust
Wellion LUNA DUO	Medtrust

Glucomen LX plus	A. Menarini
GlucoMen areo	A. Menarini
Accu-Chek®-„Mobile"	Roche
Accu-Chek®-„Aviva"	Roche
Accu-Chek®-„Guide Glucose"	Roche
mylifeTM PuraTM	Ypsomed
mylifeTM UnioTM	Ypsomed

Alle aufgezählten Geräte sind in Österreich erhältlich und können den Richtlinien der Krankenkassen entsprechend auch verordnet werden.
Für jedes Blutzuckermessgerät braucht man die dazu passenden Blutzuckermessstreifen. Vor der ersten Blutzuckermessung muss man sich mit dem Gerät vertraut machen, um Bedienungs- und Messfehler zu vermeiden.

> **WICHTIG!**
> Es ist erforderlich, dass Diabetiker so lange geschult werden, bis sie die Blutzuckermessung selbstständig beherrschen.
> Nach der Blutzuckermessung ist der Wert immer sofort zu dokumentieren, Abweichungen sind zu melden.

Fehlerquellen

- Verschmutzung der Blutprobe mit Speiseresten
- Hände wurden nach dem Waschen nicht abgetrocknet, dadurch Verdünnung der Blutprobe
- eventuell notwendige Neucodierung bei neuer Streifenpackung nicht vergessen
- Teststreifen vor Feuchtigkeit und direkter Sonne schützen
- Aufbewahrung nach Vorschrift (Temperatur)
- Ablaufdatum beachten

Glukosebestimmung ohne Blut (Flash Glucose Monitoring = FGM)

Flash Glucose Monitoring ist ein neues Verfahren der Glukosebestimmung in der Zwischenzellflüssigkeit. Bei Messung mit dem FGM-System befindet sich ein Sensor (5 mm) im Unterhautfettgewebe, befestigt an einem Transmitter etwa in der Größe eines 2-Euro-Stücks, der am Oberarm aufgeklebt wird. Der Sensor misst und speichert die Zuckerwerte kontinuierlich Tag und Nacht. Er hält 14 Tage, ist bis zu 1 Meter unter Wasser wasserdicht und kann beim Baden, Duschen, Schwimmen oder beim Sport getragen werden.

Um die gemessenen Glukosewerte abzurufen, scannt der Anwender mit einem Lesegerät (Touchscreen-Reader oder Android-Smartphone) den Sensor. Dieser Scan kann auch über der Kleidung erfolgen.

Das FGM-Gerät (FreeStyle ®Libre) wird im Werk kalibriert und benötigt deshalb für die Kalibrierung keine Blutzuckermessungen aus der Kapillare.

2.2 Werte

Blutzuckernormwerte

- Nüchternblutzucker: < 100 mg %
- postprandial (2 Stunden nach dem Essen): < 140 mg %

Blutzuckerzielwerte

Glukosezielwerte bei *Typ-1-Diabetes* im Rahmen der Selbstmessung:

- nüchtern bzw. vor den Mahlzeiten: 80–110 mg/dl
- vor dem Schlafengehen: 110–130 mg/dl
- postprandial (2 Stunden nach einer Mahlzeit): < 140 mg/dl

Bei Typ-2-Diabetes:

- Nüchternblutglukose: < 130 mg/dl (ideal < 110 mg/dl)
- postprandial: maximal 180 mg/dl

HbA1c-Wert (glykiertes Hämoglobin)

Dieser Wert gibt Auskunft über die Stoffwechsellage der letzten 2–3 Monate. Bei Gesunden liegt der HbA1c zwischen 20,2 mmol/mol und 31 mmol/mol (4 und 5 %). Der Wert gilt als Maß für die Zuckerstoffwechseleinstellung und wird zur Therapieüberprüfung bei Patientinnen mit DM eingesetzt.

Einheit des HbA1c-Wertes

Zur internationalen Vergleichbarkeit wurde der HbA1c-Wert von Prozent auf mmol/mol umgestellt. Zwischen beiden Messmethoden kann mathematisch genau umgerechnet werden.

Umrechnungsformel:
HbA1c in mmol/mol Hb = (HbA1c[in %] – 2,152) x 10,931HbA1c in % = HbA1c[in mmol/mol Hb] x 0,09148 + 2,152

Tab. 9: Umrechnung des Blutzuckers

BZ-Einstellung	neu: HbA1c [mmol/mol]	alt: HbA1c [%]
Ideal	< 48	< 6,5
Gut	48–53	6,5–7
Mäßig	53–64	7–8
Schlecht	> 64	> 8

Mit jedem mmol/mol größer als 64 (7 %) steigt das Risiko für Spätkomplikationen massiv an.

Tab. 10: Umrechnungstabelle HbA1c mmol/mol, HbA1c%, mittl. Blutzuckerwert mg/dl.

HbA1c [mmol/mol]	HbA1c [%]	mittl. Blutzuckerwert [mg/dl]	HbA1c [mmol/mol]	HbA1c [%]	mittl. Blutzuckerwert [mg/dl]
37	5,5	98	84	9,8	240
38	5,6	101	85	9,9	244
39	5,7	104	86	10	247
40	5,8	107	87	10,1	250
41	5,9	110	88	10,2	254
42	6,0	113	89	10,3	257
43	6,1	116	90	10,4	260
44	6,2	120	91	10,5	264
45	6,3	126	92	10,6	267
46	6,4	126	93	10,7	270
47	6,45	129	95	10,8	274
48	6,5	132	96	10,9	277
49	6,6	135	97	11,0	280
50	6,7	138	99	11,2	284
51	6,8	141	100	11,3	287
52	6,9	144	101	11,4	290
53	7,0	147	102	11,5	294
54	7,1	150	103	11,6	297
55	7,2	153	104	11,7	300
56	7,3	156	105	11,8	304
57	7,4	159	107	11,9	307
58	7,5	162	108	12,0	310
59	7,55	165	109	12,1	314
60	7,6	168	110	12,2	317
61	7,7	171	111	12,3	320
62	7,8	174	112	12,4	324
63	7,9	177	113	12,5	327
64	8,0	181	114	12,6	330
65	8,1	187	115	12,7	334
66	8,2	187	116	12,8	337
67	8,3	190	117	12,9	340
68	8,4	193	119	13,0	344
69	8,5	196	120	13,1	347
70	8,6	199	121	13,2	350
71	8,65	202	122	13,3	354
72	8,7	205	123	13,4	357
73	8,8	207	124	13,5	360
74	8,9	210	125	13,6	364–367
75	9,0	214	126	13,7	370
76	9,1	217	127	13,8	374
77	9,2	220	128	13,9	377
78	9,3	224	130	14,0	380
79	9,4	226	131	14,1	384
80	9,5	229	132	14,2	387
81	9,6	232			
82	9,65	235			
83	9,7	238			

Kinder

Die österreichische Arbeitsgruppe für pädiatrische Endokrinologie und Diabetologie strebt ein Ziel-HbA1c < 7,0 % (< 53 mmol/mol) an. Der HbA1c-Wert sollte etwa alle 3 Monate gemessen werden. Es ist der niedrigste HbA1c-Wert anzustreben, der ohne schwere Hypoglykämien erreichbar ist.

2.3 Kontrolle und Dokumentation

Drei Messungen am Tag (vor den Mahlzeiten) reichen meist. Die Blutzuckerkontrolle ermittelt einen aktuellen Wert, sodass gezielte Reaktionen mit Insulin, Diät oder Bewegung vorgenommen werden können.

Dabei ist Folgendes zu berücksichtigen:

- Ziel der Selbstkontrolle (Optimierung der Einstellung)
- Stoffwechsellabilität
- Art der Insulintherapie
- unterschiedliche Lebensbedingungen (Urlaub, Sport ...)
- Erkrankungen, Entzündungen

Für den Patienten und die Ärztin ist es hilfreich, ein Diabetes-Tagebuch zu führen. Die Ergebnisse der Messungen werden in eine Tabelle eingetragen. Diese Tabellen ermöglichen es, den Verlauf über Tage hinweg zu beurteilen und notwendige Anpassungen der Insulindosis optimal vorzunehmen.

Datum ______________________ Arbeitstag ☐ Wochenende ☐ Urlaubstag ☐

Zeit	Blutzucker mg/dl	Insulin Novo Nordisk		BE	Kcal	Bemerkungen
		Basis E	Bolus E			

Abb. 14: Formblatt zur Dokumentation (Diabetes-Tagebuch)

Programme zur Blutzuckerdokumentation am Computer oder Handy

Diabetes-Software wird speziell dafür entwickelt, Messwerte, z. B. aus Blutzuckermessgeräten, herunterzuladen und grafisch aufzubereiten. Die täglichen Werte werden in der Form eines Blutzuckertagebuchs angezeigt.

Wie im Papiertagebuch lassen sich dort alle wichtigen Angaben wie Blutzuckerwerte, Insulin, Mahlzeiten, Sport, Blutdruck und weitere Eingaben dokumentieren.

Zur Vorbereitung auf den nächsten Arzttermin können diese Werte vorab an die Ärztin geschickt werden.

Von allen gängigen Herstellern von Blutzuckermessgeräten gibt es mittlerweile Gerätemodelle, die eine Datenübertragung an den PC ermöglichen. Zum Einlesen der Daten aus einem Blutzuckermessgerät wird entweder das zugehörige Datenkabel benötigt oder die Übertragung erfolgt per Infrarot oder Bluetooth.

Tagebuch-Software gibt es auf CD, sie kann aber auch per Internet heruntergeladen werden: z. B. Diabass®, Accu-Chek® SmartPix, OneTouch Reveal® App, FreeStyle® Auto-Assist 2.0

2.4 Indikationen zur Blutzuckerselbstkontrolle

Ziele der Blutzuckerselbstkontrolle sind

- reduzierte Spätkomplikationen (Senkung des HbA1c-Wertes)
- erhöhte Sicherheit (Reduktion von Hypoglykämien)
- verbesserte Krankheitsbewältigung (Empowerment)

Kontrollsituation **Blutzuckerkontrollen pro Monat, ca.**	**A** **5**	**H** **10–15**	**STP** **30**	**TK** **30–120**	**Kontrollen/ Monat**
Ausschließlich Diät	X		X		30
OADs ohne Hypoglykämiepotenzial	X		X		30
OADs mit Hypoglykämiepotenzial	X	X	X	(X)	45(–75)
Insulin (± OAD) ohne Selbstanpassung	X	X	X	X	75
Insulin (± OAD) mit Selbstanpassung	X	X	X	XX	105
Intensivierte Insulintherapie oder Pumpe	X	XX	X	XXX	200 (–250)

A: Kontrolle bei Ausnahmssituationen (interkurrente Krankheit etc.)
H: Hypoglykämieüberprüfung
STP: strukturierte Blutzuckertagesprofile
TK: kontinuierliche Therapiekontrolle

Abb. 15: Indikation zur Blutzuckerselbstkontrolle (ÖDG 2019, S. 51)

3 Blutzuckersenkende Tabletten (Antidiabetika)

Der Einsatz oraler Antidiabetika ist angezeigt, wenn der Diabetes Typ 2 durch diätetische Maßnahmen, körperliche Aktivität und Gewichtsreduktion nicht ausreichend behandelt werden kann.

Bei allen oralen Antidiabetika ist der exakte Einnahmezeitpunkt von besonderer Bedeutung, da er über die Wirksamkeit des Medikaments entscheidet.

Auswahlkriterien der Medikation bei Diabetes mellitus

- HbA1c-Senkung
- Einfluss auf das Körpergewicht
- Nierenfunktion
- Leberfunktion
- Hypoglykämieneigung
- Nebenwirkungen
- Komorbität

3.1 Herkömmliche Antidiabetika

Sulfonylharnstoffe

z. B. Amaryl®, Diamicron®, Euglucon®, Glucobene®, Normoglucon®

Wirkungsmechanismus: vermehrte Insulinfreisetzung
Einnahmezeitpunkt: unmittelbar vor oder zum Essen
Nebenwirkungen: Hypoglykämie

Folgende Medikamente können die blutzuckersenkende Wirkung massiv verstärken, weswegen Blutzuckerkontrollen notwendig sind:

- Salicylate (Aspirin®) in einer Dosis ab 1 g/Tag
- Ambene®
- ACE-Hemmer
- Betablocker
- einige Antibiotika (z. B. Sulfonamide, Penicillin)

WICHTIG!
Wurde die Einnahme einer Tablette vergessen, darf die nächstfolgende Dosis auf keinen Fall entsprechend erhöht werden (Hypoglykämiegefahr!). Auch bei entfallenen Mahlzeiten kann es zur Hypoglykämie kommen.

Glinide

Repaglinid: z. B. Novonorm® (0,5 mg/1,0 mg/2,0 mg), Repaglinid Actavis® (2,0 mg/4 mg), Repaglinid ratiopharm® (0,5 mg/1,0 mg/2,0 mg)

Nateglinid: z. B. Starlix® (60 mg, 120 mg, 180 mg)

Wirkungsmechanismus: kurzfristig vermehrte Insulinfreisetzung aus der Bauchspeicheldrüse
Einnahmezeitpunkt: mit dem ersten Bissen zu jeder Hauptmahlzeit (ab 25 % der täglichen Kalorienzufuhr)

> **WICHTIG!**
> Wenn man eine Hauptmahlzeit ausfallen lässt, sollte das Medikament nicht genommen werden.

Metformin

Metformin ist ein Arzneistoff aus der Gruppe der Biguanide.

z. B. Meglucon®, Diabetex, Glucophage®, Metformin®, Orabet®

Wirkungsmechanismus:

- Verbesserung der Insulinwirkung in den Zellen
- verminderte Glukosefreisetzung aus der Leber
- verzögerte Glukoseaufnahme aus dem Darm

Einnahmezeitpunkt: nach der Mahlzeit
Nebenwirkungen: Magen-Darm-Unverträglichkeitsreaktion (Durchfall, Übelkeit)

Sehr selten (bei weniger als einem von zehntausend Patienten) entwickelt sich die Nebenwirkung Laktatazidose. Hierbei kommt es zu einer Übersäuerung des Körpers durch Milchsäure, das tritt am häufigsten bei akuter Verschlechterung der Nierenfunktion, kardiorespiratorischer Erkrankung oder Sepsis auf. Zeichen einer Metformin-Laktatazidose sind Muskelschmerzen, Unwohlsein, Bauchschmerzen, azidotische Dyspnoe (Kussmaul-Atmung) und Hypothermie.

> **WICHTIG!**
> Bei anhaltender Übelkeit oder Durchfall ist die Dosis zu verringern, evtl. muss das Präparat abgesetzt werden (Arzt verständigen).
> Zwei Tage vor bis zwei Tage nach Operationen sowie für Röntgenuntersuchungen mit intravenöser jodhaltiger Kontrastmittelgabe sollte mit der Einnahme von Metformin pausiert werden.

In Fällen von Dehydratation (schwerer Diarrhoe oder Erbrechen, Fieber oder verminderter Flüssigkeitsaufnahme) sollte Metformin vorübergehend abgesetzt und möglichst Kontakt mit einer Ärztin aufgenommen werden.

Alpha-Glukosidase-Hemmer

z. B. Glucobay®, Diastabol®

Wirkungsmechanismus: verzögerte Aufspaltung von Mehrfachzucker in Einfachzucker und damit verzögerter Blutzuckeranstieg nach dem Essen
Einnahmezeitpunkt: mit dem ersten Bissen der Mahlzeit
Nebenwirkungen: Meteorismus (Blähungen) und Flatulenz (Winde)

☞ **WICHTIG!**
Sollte dieses Medikament in Kombination mit einem Sulfonylharnstoff verabreicht werden, kann eine Hypoglykämie nur mit reinem Traubenzucker behoben werden, andere Zuckerarten oder Lebensmittel würden zu langsam wirken.

Glitazone (Sensitizer)

z. B. Actos®

Wirkungsmechanismus: wirken gegen die Insulinresistenz der Körperzellen
Einnahmezeitpunkt: unmittelbar vor oder zum Essen
Nebenwirkungen: Wasseransammlung im Gewebe (Ödeme), Gewichtszunahme

☞ **WICHTIG!**
Bei Herzinsuffizienz auf die Flüssigkeitsbilanz achten!

3.2 Neue Antidiabetika – Inkretineffekt und DPP4-Hemmung

Inkretine sind Hormone aus dem Dünndarm, die bei oraler Zufuhr von Kohlenhydraten abgegeben (sezerniert) werden. Wenn wir Kohlenhydrate zu uns nehmen, kommt es in der Bauchspeicheldrüse zur Sekretion von Insulin.
Die Inkretine (z. B. GLP-1) verstärken die natürliche Insulinausschüttung. Bei Patientinnen mit Typ-2-Diabetes ist die Ausschüttung dieser „Inkretinhormone" gestört, auch die Insulinausschüttung ist schwächer. Nach Kohlenhydratmahlzeiten steigt der Blutzucker daher stark an.
Durch das Enzym DPP4 kommt es zum Abbau der Inkretinhormone.

DPP4-Hemmung (Dipeptidyl-Deptidase-4-Hemmer) = Gliptine

z. B. Januvia® (Sitagliptin) und Galvus® (Vidagliptin), Vipidia® (Alogliptin), Trajenta® (Linagliptin), Onglyza® (Saxagliptin)

Wirkungsmechanismus: Dies sind Medikamente, die das Enzym DPP4 hemmen. Dadurch werden die Inkretine verzögert abgebaut und die Wirkung bleibt erhalten. Gliptine senken die BZ-Werte sowohl nach dem Essen als auch nüchtern. Sie verursachen weder Hypoglykämien noch Gewichtszunahme.

Einnahmezeitpunkt: kann unabhängig von der Nahrungsaufnahme eingenommen werden

Nebenwirkungen: Übelkeit, Kopfschmerzen, Bauchschmerzen, Diarrhoe

Eine Hypoglykämie tritt bei der Monotherapie sehr selten auf, das Risiko ist allerdings bei der Kombination mit anderen Antidiabetika wie z. B. Sulfonylharnstoff, Metformin, Glitazone und Insulin erhöht.

> **WICHTIG!**
> Wurde die Einnahme einer Tablette vergessen, sollten Patienten die Einnahme nachholen, sobald sie sich daran erinnern. Doppelte Dosen am selben Tag sollten jedoch nicht eingenommen werden.

Neben den Monopräparaten sind verschiedene Fixkombinationen im Handel: Fixkombinationen mit Metformin, z. B. Janumet® oder Galvumet®, Vipdomet®
Fixkombination mit Pioglitazon, z. B. Incresync®

Inkretinmimetika oder GLP-1-Rezeptoragonisten

z. B. Byetta® (Exenatide), Victoza®
Suliqua® 100/50 ml (Fertigpen SoloStar): Mischung aus Insulin und einem Inkretinmimetika

Das sind sogenannte GLP-1-Rezeptoragonisten, d.h. sie ahmen die Wirkung des Hormons GLP-1 nach.
Wirkungsmechanismus:
- erhöhte Insulinausschüttung
- verringerte Produktion von Glukagon
- verlangsamte Magenentleerung

Inkretinmimetika wirken nur dann, wenn der Blutzuckerspiegel erhöht ist.

Art der Verabreichung: subkutane Injektion mittels Fertigpen

Inkretinmimetika können nur subkutan verabreicht werden, da es sich um die synthetische Version eines Eiweißstoffes handelt, der in sehr ähnlicher Form im menschlichen Körper vorkommt. Inkretinmimetika bewirken weder Hypoglykämien noch Gewichtszunahme.

Verabreichungszeitpunkt:
Byetta®: muss zweimal pro Tag vor den Mahlzeiten gespritzt werden.
Victosa®: Anwendung zu jeder beliebigen Tageszeit und unabhängig von den Mahlzeiten, jedoch täglich annähernd zur gleichen Tageszeit.

Depot-Inkretinmimetika: Bydureon®, Ozempic®, Trulicity®, einmal wöchentlich

Depot-Inkretinmimetika sollten einmal wöchentlich am gleichen Wochentag gegeben werden. Wenn nötig, kann der Tag der wöchentlichen Gabe gewechselt werden, sofern die nächste Dosis mindestens einen Tag (24 Stunden) später gegeben wird. Depot-Inkretinmimetika können zu jeder Tageszeit und unabhängig von den Mahlzeiten angewendet werden.

Nebenwirkungen: Übelkeit, Erbrechen, Durchfall

Während der Anwendung von GLP-1-Rezeptoragonisten müssen keine zusätzlichen Blutzuckermessungen erfolgen.

SGLT-2-Inhibitor = Glifozine

Z. B. Forxiga®, Jardiance®, Steglatro®, Invokana®

Hierbei handelt es sich um eine neue Substanzklasse

Wirkungsmechanismus: Das Medikament hemmt die Reabsorption von Glukose in der Niere, dies führt zu einer vermehrten Glukoseausscheidung über den Harn, der Blutzucker sinkt und der Kalorienverlust wird gefördert.

Verabreichungszeitpunkt: unabhängig von den Mahlzeiten, 1x tägliche Einnahme

Nebenwirkungen: Harnwegsinfektionen, Hypoglykämie, Dehydration, genitale Hefepilz-Infektionen

> **WICHTIG!**
> Zucker im Harn. Wegen der Wirkungsweise von Forxiga fallen Tests auf Zucker im Urin positiv aus, während dieses Arzneimittel eingenommen wird.

4 Insulin

Insulin ist ein Hormon, das in der Bauchspeicheldrüse gebildet wird. Dort befinden sich die Inselzellen. Eine besondere Sorte der Inselzellen, die Beta-Zellen, ist für die Bildung von Insulin zuständig. Wenn der Blutzuckerspiegel zu hoch ansteigt, geben diese Zellen normalerweise mehr Insulin ins Blut ab, um den Blutzuckerspiegel wieder zu senken.

Insulinfreisetzung beim Nichtdiabetiker

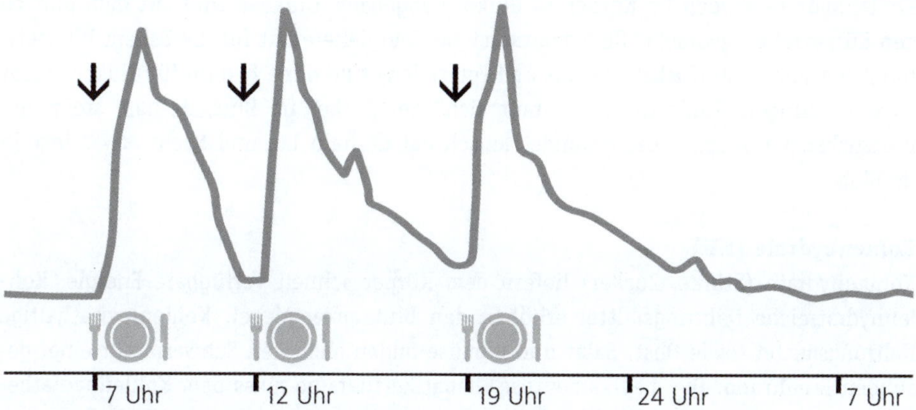

Abb. 16: Tageszeiten der Insulinfreisetzung bei Nichtdiabetikern

Zu den Mahlzeiten wird viel Insulin freigesetzt, tagsüber und nachts nur ein wenig. Nur Kohlenhydrate lassen den Blutzuckerspiegel ansteigen.

4.1 Wie wirkt Insulin?

Insulin ist der Botenstoff, der ermöglicht, dass Traubenzucker (Glukose) in die Körperzellen gelangt und dort in Energie für den Körper umgewandelt wird. Ohne Insulin kann die Glukose in bestimmte Körperzellen (Muskel- und Fettzellen) nicht aufgenommen werden. Außerdem greift es regulierend in den Eiweiß- und Fettstoffwechsel ein.
Insulin sorgt dafür, dass überschüssige Glukose in Muskeln und Leber gespeichert werden kann. Es reguliert die Zuckerneubildung, die Zuckerabgabe der Leber in den Blutkreislauf und es senkt den Blutzuckerspiegel. Bei Diabetikern fehlt es an Insulin, der Blutzuckerspiegel steigt somit an.
Da Insulin ein Eiweißkörper ist, würde es beim Verschlucken verdaut und damit unwirksam werden. Um den Verdauungstrakt zu umgehen, muss Insulin unter die Haut (= subkutan) gespritzt werden.

Es gibt mehrere Möglichkeiten der Insulintherapie. Das Ziel ist, eine Balance zwischen dem Angebot an Insulin (aus der Spritze) und dem Zucker (aus der Nahrung) im Blut zu bewirken. Insulin ist notwendig, um Nahrungsmittel richtig verwerten zu können.

Nahrungsmittel enthalten drei Gruppen von Nährstoffen:
- Kohlenhydrate: z. B. in Zucker, Brot, Kartoffeln, Obst
- Eiweiß: z. B. in Fleisch, Fisch
- Fett: z. B. in Butter, Margarine, Öl, Speck

Kohlenhydrate werden im Körper zu Glukose abgebaut. Glukose wird mit dem Blut zu den Körperzellen gebracht. Gleichzeitig ist sie Energielieferant für die Zellen. Die meisten Zellwände (z. B. Muskel-, Leber- und Fettzellen) sind ohne Insulin für Glukose nicht zu durchdringen. Fehlt Insulin, „staut sich" der Zucker im Blut, deshalb steigt der Blutzuckerspiegel an. Jeder gesunde Mensch hat deshalb Tag und Nacht etwas Insulin im Blut.

Kohlenhydrate (KH)

Kohlenhydrate (Stärke, Zucker) liefern dem Körper schnell verfügbare Energie. Kohlenhydratreiche Nahrungsmittel erhöhen den Blutzuckerspiegel. Kohlenhydrathaltige Nahrungsmittel sowie Obst, Salat und Gemüse bilden auch den Schwerpunkt einer gesunden Ernährung. Die medikamentöse Diabetikertherapie muss dem Kohlenhydratbedarf angepasst werden.
Es gibt Kohlenhydrate, die aus einem Zuckerbaustein bestehen (Einfachzucker), z. B. Fruktose, Glukose. Kohlenhydrate aus zwei Bausteinen nennt man Zweifachzucker, z. B. Milchzucker, Haushaltszucker, Malzzucker. Stärke besteht aus vielen Glukosebausteinen (Mehrfachzucker), z. B. Brot, Reis. Stärke wird im Darm zu einzelnen Glukosebausteinen abgebaut.

Kohlenhydratmenge und Kohlenhydratqualität

Die Menge an Kohlenhydraten, die pro Mahlzeit gegessen wird, ist entscheidend für die aktuellen Blutzuckerwerte. Die benötigte Menge an Kohlenhydraten ist individuell und richtet sich nach dem täglichen Energieverbrauch und den Bewegungsgewohnheiten (Arbeit, Freizeit).
Nährwerttabellen oder Nährstoffanalysen auf Verpackungen von Lebensmitteln ermöglichen ein Berechnen der Kohlenhydratmenge.
Anfangs ist es sinnvoll, die Mengen mit einer Küchenwaage zu wiegen um ein Augenmaß für die Schätzung von BE (Broteinheiten) zu entwickeln.
Kohlenhydrate in körniger oder fester Konsistenz wie z. B. Vollkornprodukte kombiniert mit Gemüse (Pflanzenfasern), Eiweiß und/oder Fett führen zu einem flacheren Blutzuckeranstieg.
Kurzkettige Kohlenhydrate führen zu einem schnellen Anstieg des Blutzuckerspiegels und einem schnellen Leistungshoch, ebenso schnell sinkt der Blutzuckerspiegel allerdings wieder ab, weshalb Heißhungerattacken entstehen können.

Broteinheit (BE) oder Kohlenhydrateinheit (KE)

Wird der Diabetes mit Insulin behandelt, ist es wichtig, den Kohlenhydratgehalt der Nahrungsmittel richtig einzuschätzen, damit die Insulindosis und die Kohlenhydratmenge aufeinander abgestimmt sind. Damit werden Komplikationen wie Unterzucker und hoher Blutzucker vermieden.

Der Kohlenhydratgehalt wird in BE gemessen:	1 BE = 12 g KH oder
alternativ dazu gibt es auch die KE:	1 KE = 10 g KH

Glykämischer Index

Der glykämische Index (GI) gibt an, wie weit und wie schnell ein kohlenhydrathaltiges Lebensmittel den Blutzuckergehalt über den Normalwert steigen lässt.
Je höher der GI umso schneller und höher steigt der BZ nach dem Essen an. Bei Lebensmitteln mit niedrigem GI hält das Sättigungsgefühl länger an.
Unsere Mahlzeiten bestehen aus einer Kombination unterschiedlicher Nährstoffe (Eiweiß, Fett, Kohlenhydrate), daher ist es schwierig, die Erkenntnisse des GI im Alltag anzuwenden. Der Blutzuckeranstieg durch Glukose hat den Referenzwert 100. Bei den meisten Menschen führen z. B. Linsen, Müsli, Spaghetti oder Vollkornprodukte zu einem langsameren Blutzuckeranstieg als beispielsweise Zucker oder Weißbrot.

Süßstoff oder Zuckeraustauschstoff

Süßstoffe sind absolut kohlenhydrat- und kalorienfrei (z.B. Cyclamat, Saccharin, Aspartam). Sie beeinflussen den Blutzuckerspiegel nicht und sind in normalen Mengen gesundheitlich unbedenklich.
Zuckeraustauschstoffe (Fruchtzucker, Sorbit, Xylit, Mannit, Isomalt) enthalten ebenso viel Energie wie normaler Haushaltszucker, rufen aber nur einen ganz geringen Blutzuckeranstieg hervor.

Übung[5]

1 BE entspricht:	Richtig	Falsch
1/8 Liter Orangensaft		
2 Stk. Zwieback 30 g		
5 Scheiben Knäckebrot		
1/4 Liter Joghurt		
5 EL Cornflakes		
2 gehäufte EL Kartoffelpüree (100 g)		
2 Kartoffeln mittelgroß (160 g)		
Nudeln gekocht (60 g)		
2 EL Honig (24 g)		
6 Stück Gummibärchen (15 g)		

Folgende Gemüsesorten können unter 200 g bei der Diabetes-Diät unberücksichtigt bleiben:

	Richtig	Falsch
Gurken		
Erbsen		
Salat		
Tomaten		
Mais		
Champignons		

4.2 Insulinbedarf

Typ-1-Diabetes

Der individuelle Bedarf leitet sich von der physiologischen Insulinsekretion ab (normale Betazellfunktion):

- Basale Insulinsekretion im Fastenzustand ca. 1,0 E/Stunde (ca. 24 E-Insulin/Tag)
- prandial bei normalgewichtigen Patienten ca. 1,5 E/10 g Kohlenhydrate
- auch die Insulinsensitivität ist einzubeziehen

---

5 Lösung: richtig:
1/8 Liter Orangensaft – 2 Stk. Zwieback 30 g – 1/4 Liter Joghurt – 2 gehäufte EL Kartoffelpüree (100 g) – Nudeln gekocht (60 g) – 6 Stück Gummibärchen (15 g) – Gurken – Salat – Tomaten – Champignons

Typ-2-Diabetes

- abhängig von der Therapieform (Kombination von Insulin mit oralen Antidiabetika, konventionelle Insulintherapie)
- Betazellreserve (Insulin, das von Betroffenen selbst noch produziert wird)
- individuelle Insulinsensivität (ÖDG 2016, S. 21)

Insulinbedarf bei Kindern und Jugendlichen

Der tägliche Insulinbedarf bei Kindern und Jugendlichen ohne Diabetes beträgt ca. 1 Einheit pro kg/KG, bei Kleinkindern (jünger als 6 Jahre) und Schulkindern (6 bis 12 Jahre) ca. 0,8 Einheiten kg/KG, bei Jugendlichen (12 bis 16 Jahre) bis 1,2 kg/KG. (Hürter 2005, S. 66)

Faktoren, die den Insulinbedarf beeinflussen

Erhöhter Insulinbedarf besteht bei:

- Gewichtszunahme (z. B. zu viel Fett)
- Krankheit, Fieber, Operation
- unangepasster Ernährung (siehe Ernährungspyramide)
- Stress

Verminderter Insulinbedarf bei:

- Gewichtsabnahme
- verminderter Nahrungsaufnahme
- körperlicher Aktivität (Sport)

Maßeinheit des Insulins

Die Insulindosierung erfolgt in internationalen Einheiten (IE).
Insulinkonzentration: in den meisten europäischen Ländern U-100-Insuline = 1 ml = 100 IE.

> **WICHTIG!**
> Ausnahme: Toujeo (Insulin Glargin) 300 Einheiten/ml Injektionslösung. (Toujeo enthält dreimal mehr Insulin in 1 ml als ein Standardinsulin, das 100 Einheiten/ml enthält.)

4.3 Spritz-Ess-Abstand

Der Spritz-Ess-Abstand ist der Zeitabstand zwischen der Injektion und dem Wirkeintritt, d. h. jene Zeitspanne, die zwischen der Verabreichung von kurz wirksamem Insulin und dem Essen liegen sollte. Es ist wichtig, den empfohlenen Spritz-Ess-Abstand einzuhalten, da bei einer Abweichung entweder eine Unterzuckerung (Hypoglykämie) oder ein starker Blutzuckeranstieg auftreten kann. Grund dafür ist, dass das Insulinmaximum dann zeitlich nicht mit dem Blutzuckeranstieg nach der Mahlzeit übereinstimmt.

Der Spritz-Ess-Abstand hängt von der Art des verwendeten Insulins ab und muss den aktuellen Blutzuckerwerten angepasst werden. Ist er zu kurz, ist mit einem starken Blutzuckeranstieg nach dem Essen zu rechnen. Ist der Abstand zur Mahlzeit zu lang, kann es zum Auftreten einer Hypoglykämie kommen.

Name	*Spritz-Ess-Abstand*	*Pharmakokinetik* 0 2 4 6 8 10 12 14 16 18 20 22 24
NovoRapid®	0 min	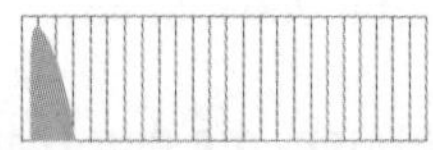
Actrapid®	ca. 15 min	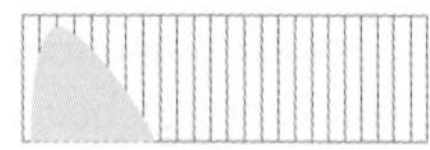
Insulatard®	ca. 45 min	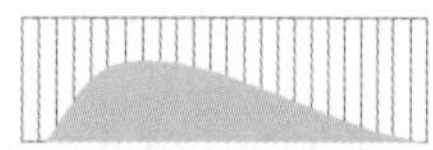
NovoMix® 30	0 min	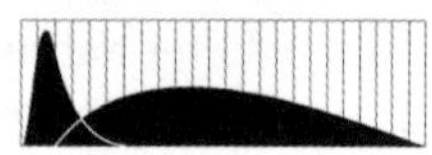
Mixtard® 50	ca. 15 min	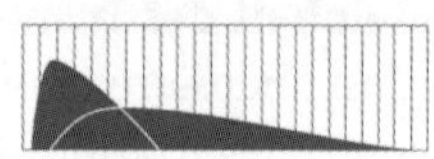
Mixtard® 30	ca. 15 min	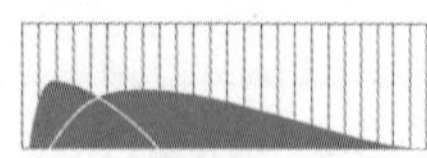
Mixtard® 10	ca. 15 min	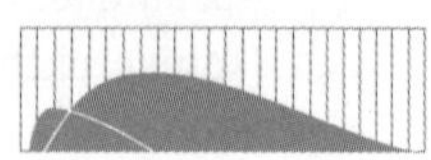

Abb. 17: Vergleich Spritz-Ess-Abstand verschiedener Insulinwirkprofile

4.4 Lagerung des Insulins

Insulinvorrat

- im Kühlschrank bei + 2 ° bis 8 °C
- Lichtschutz erforderlich (in der Packung lassen)
- Insulin darf nicht gefrieren – gefrorenes Insulin darf nicht mehr verwendet werden!
- Ablaufdatum beachten
- keine direkte Sonneneinstrahlung

Angebrochenes Insulin

- Die Haltbarkeit angebrochener Penfillampullen beträgt 28 Tage.
- In Gebrauch befindliches Insulin in Durchstichflaschen kann bei einer Lagerung unter 30 °C bis zu 4 Wochen aufbewahrt werden. Die Aufbewahrung im Kühlschrank nach Anbruch verlängert die Haltbarkeit NICHT!
- Kurzfristiges Aufbewahren von Insulin bei höheren Temperaturen, z. B. bei Reisen in südliche Länder, ist ohne Komplikationen möglich.

WICHTIG!
Lichtschutz – für kurze Zeit kann Insulin in Kühlboxen, Thermosflaschen, Styroporbehältern oder in ein feuchtes Tuch gewickelt transportiert werden.

4.5 Therapieziel

Das Therapieziel ist eine gute Stoffwechseleinstellung zur

- Erhaltung des Wohlbefindens – Ausschaltung der Symptome bei hohen Blutzuckerwerten
- Vermeidung von Akutkomplikationen – Hypoglykämie und Hyperglykämie
- Vermeidung von Spätkomplikationen – Nieren-, Gefäß- und Nervenschädigung

Bei Kindern zusätzlich

- die normale körperliche Entwicklung (Pubertät, Längenwachstum, Gewichtszunahme)
- eine normale psychosoziale Entwicklung
- die Vermeidung von diabetischer Ketoazidose

5 Insulinarten und ihre Wirkungsdauer

5.1 Humaninsulin (= Normalinsulin = Altinsulin)

Humaninsulin wird z. B. gentechnisch mithilfe von Bakterienstämmen von Escherichia coli hergestellt.
Die Wirkung von Humaninsulin tritt nach 15–30 Minuten ein. Deshalb sollte es 10–20 Minuten vor dem Essen gespritzt werden. Die höchste Wirksamkeit entfaltet es nach etwa 2 Stunden. Insgesamt hat Humaninsulin eine Wirkdauer von 4–6 Stunden. Die Flüssigkeit ist klar.
Z. B. Actrapid® (Novo Nordisk), Insuman® Rapid (Sanofi-Aventis), Huminsulin „Lilly"® Normal (Eli Lilly)

5.2 Moderne Insuline

Moderne Insuline werden auch Insulinanaloga genannt. Sie entstehen durch den Austausch einzelner Aminosäuren. Durch diese geringfügigen Änderungen an der Insulinstruktur kann eine bessere Wirkung erzielt werden. Außerdem muss im Vergleich zu den humanen Insulinen kein Spritz-Ess-Abstand eingehalten werden.

Modernes, schnell wirkendes Insulin

Bei den modernen, schnell wirkenden Insulinen tritt die Wirkung praktisch sofort (10 Minuten nach der Injektion) ein. Die höchste Wirksamkeit entwickelt sich nach 30–90 Minuten. Die gesamte Wirkung hält etwa 3 Stunden an. Durch den sehr schnellen Wirkeintritt der modernen Kurzzeitinsuline, auch Analog-Insuline genannt, braucht kein Abstand mehr zwischen dem Spritzen und der Mahlzeit eingehalten zu werden. Das Analog-Insulin kann vor oder nach dem Essen gespritzt werden. Dies bietet ein sehr hohes Maß an Flexibilität in der Ernährung.
Z. B. NovoRapid® (Novo Nordisk), Humalog® (Eli Lilly), Apidra® (Sanofi-Aventis)

Ultrakurz wirksame Insulinanaloga

Fiasp® (Novo Nordisk), Lyumjev® (Eli Lilly)

Verzögerungsinsulin (= Basalinsulin = Depotinsulin)

Die Wirkung von Langzeitinsulinen tritt allmählich ein und kann bis zu 24 Stunden anhalten. Verzögerungsinsuline enthalten Substanzen, die freies Insulin binden und im Körper nur langsam abgeben. Sie sind eine trübe Suspension, die vor der Injektion durch Schwenken gründlich gemischt werden muss.
Z. B. Insulatard® (Novo Nordisk), Insuman® Basal (Sanofi-Aventis), Huminsulin® „Lilly" Basal (Eli Lilly)

Modernes, lang wirksames Insulin

Moderne, lang wirksame Insuline (oder Langzeitanaloga) zeigen eine verlängerte Wirkdauer gegenüber Verzögerungsinsulinen, auch ist die Wirkung gleichmäßiger. Moderne, lang wirksame Insuline sind eine klare, farblose Lösung.
Z. B. Levemir® (Novo Nordisk), Lantus® (Sanofi-Aventis)

> **WICHTIG!**
> Lantus darf nicht mit einem anderen Insulin gemischt oder verdünnt werden!

Ultralang wirksame Insulinanaloga

Toujeo® (Sanofi), Tresiba® (Novo Nordisk), Abasaglar® (Eli Lilly)

5.3 Mischinsulin

Mischinsuline bestehen aus Normalinsulin und Verzögerungsinsulin. Die kurz wirksame Komponente deckt den Insulinbedarf zu den Mahlzeiten ab, das enthaltene lang wirksame Insulin regelt den Basalbedarf. Mischinsuline werden in verschiedenen Mischungsverhältnissen angeboten.
Z. B. Mixtard® 30 (Novo Nordisk), Insuman® Comb 25 (Sanofi-Aventis), Huminsulin® „Lilly" Profil III (Eli Lilly)

Erklärung der Mischungsverhältnisse:
Mixtard® 30: 30 % Normalinsulin, gemischt mit 70 % Verzögerungsinsulin
Insuman® Comb 25: 25 % Normalinsulin, gemischt mit 75 % Verzögerungsinsulin
Profil III®: 30 % Normalinsulin, gemischt mit 70 % Verzögerungsinsulin

Modernes Mischinsulin

Moderne Mischinsuline sind eine Kombination aus einem modernen, schnell wirksamen Insulin und einem Verzögerungsinsulin. Die Vorteile des kurz wirksamen Analog-Insulins wie der Wegfall des Spritz-Ess-Abstandes oder die bessere Blutzuckersenkung zur Mahlzeit werden hier ebenso genutzt. Moderne Mischinsuline können aufgrund ihres Wirkprofils auch 3x täglich zu den Mahlzeiten verabreicht werden.
Z. B. NovoMix® 30 (Novo Nordisk), Humalog® Mix 25 (Eli Lilly)

> **WICHTIG!**
> Mischinsuline müssen vor der Injektion unbedingt gründlich durch Rollen oder Schwenken gemischt werden.

Lang wirksame und kurz wirksame Insulinanaloga

Ryzodeg® ist ein Mischinsulin aus 70% Degludec (Tresiba®) und 30% Aspart.

> ☞ **WICHTIG!**
> Ryzodeg® ist eine klare und farblose Injektionslösung. Es muss nicht durch Rollen und Schwenken gemischt werden.
> Wenn das Mittel trüb aussieht, darf es nicht verwendet werden!

5.4 Wirkungsprofile

Die verschiedenen Insulinarten unterscheiden sich in ihrem Wirkprofil, d. h. in Wirkanfang, Wirkungseintritt und Wirkungsmaximum:

- Normalinsuline und kurz wirksame, moderne Insuline: wirken sehr rasch, die Wirkung hält jedoch nur kurz an. Sie werden als Bolusinsulin zu den Mahlzeiten oder zur Blutzuckerkorrektur bei erhöhten Blutzuckerwerten (als Korrekturinsulin) verwendet.
- Verzögerungsinsuline: weisen eine lange Wirkdauer auf. Sie werden zur Abdeckung des Insulingrundbedarfes eingesetzt.
- Mischinsuline: Hier ist das Wirkprofil abhängig vom Mischungsverhältnis. Je mehr Verzögerungsanteil enthalten ist, desto länger ist die Wirkdauer.

Kreuzworträtsel 2

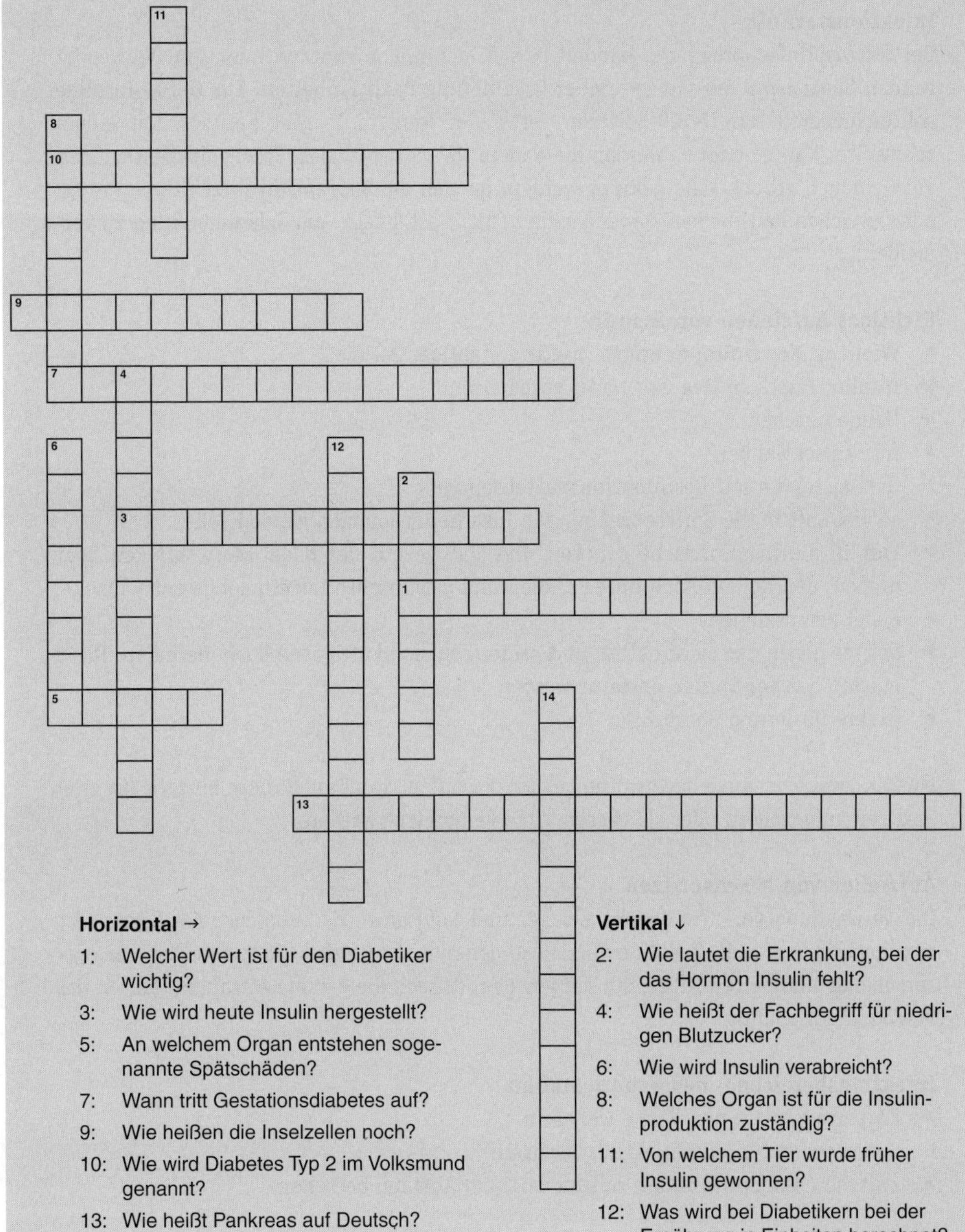

Horizontal →

1: Welcher Wert ist für den Diabetiker wichtig?

3: Wie wird heute Insulin hergestellt?

5: An welchem Organ entstehen sogenannte Spätschäden?

7: Wann tritt Gestationsdiabetes auf?

9: Wie heißen die Inselzellen noch?

10: Wie wird Diabetes Typ 2 im Volksmund genannt?

13: Wie heißt Pankreas auf Deutsch?

Vertikal ↓

2: Wie lautet die Erkrankung, bei der das Hormon Insulin fehlt?

4: Wie heißt der Fachbegriff für niedrigen Blutzucker?

6: Wie wird Insulin verabreicht?

8: Welches Organ ist für die Insulinproduktion zuständig?

11: Von welchem Tier wurde früher Insulin gewonnen?

12: Was wird bei Diabetikern bei der Ernährung in Einheiten berechnet?

14: Wie heißt der Fachbegriff für hohen Blutzucker?

6 Injektion

Injektionstechnik

Bei der Insulinverabreichung handelt es sich um eine subkutane Injektion. Verwendet werden Spezialspritzen mit spezieller Graduierung nach Einheiten. Für U-100-Insuline sollten generell nur U-100-Spritzen verwendet werden. Es gibt Spritzen mit eingeschweißter Kanüle oder es werden die Nadeln Nr. 18 verwendet. Stechampullen müssen vor Gebrauch etliche Male gekippt werden, da sich die Suspension setzt. Kippen (10x) oder zwischen den flachen Händen rollen (nicht schütteln, um Schaumbildung zu vermeiden).

Richtiges Aufziehen von Insulin

- **Wichtig! Kontrolle:** richtiges Insulin – richtiger Patient!
- Insulin, Plastikspritze und Nadel vorbereiten
- Hände waschen
- Insulin schwenken
- Gummistopfen mit Desinfektionsmittel reinigen
- so viel Luft in die Spritze ziehen, wie Insulin entnommen werden soll
- Luft in die Insulinflasche drücken. Die Flasche mit der Nadel darin auf den Kopf drehen, den Kolben nach unten ziehen und gewünschte Insulinmenge entnehmen
- Nadel herausziehen
- Spritze gegen das Licht halten und prüfen, ob sich Luftblasen darin befinden. Diese müssen aus der Spritze entfernt werden
- exakte Dosierung überprüfen

Müssen zwei verschiedene Insuline gespritzt werden, so können diese einzeln (in zwei Spritzen aufgezogen) oder als Mischspritze verabreicht werden.

Aufziehen von Mischspritzen

Die Verwendung von Insulin mit rascher und langsamer Wirkung in einer Spritze ist zweckmäßig, wenn die Insuline vorsichtig gehandhabt werden. Zuerst werden die entsprechenden Einheiten Altinsulin aufgezogen, danach die genaue Anzahl Einheiten des Verzögerungsinsulins.

Injektionsbereiche – bevorzugte Stellen

- Körperregion 1 x pro Woche wechseln
- Spritzstellen für jede Injektion wechseln
- zwischen den Spritzstellen sollten ca. 2 cm Abstand bestehen

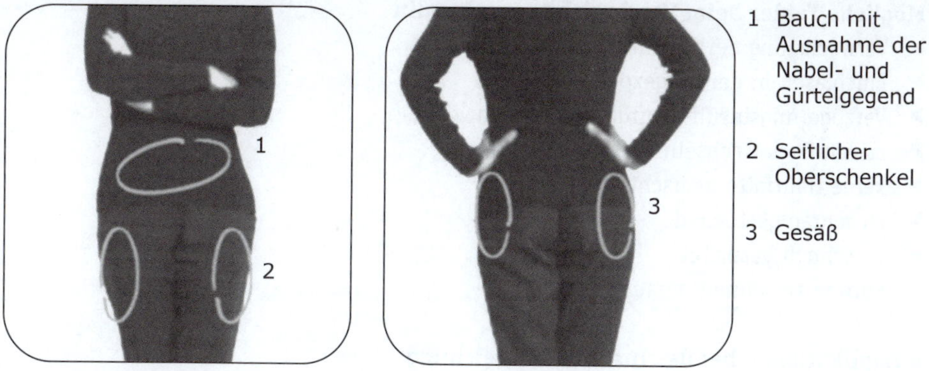

Abb. 18: Bevorzugte Körperregionen für Spritzstellen

Durchführung der subkutanen Injektion

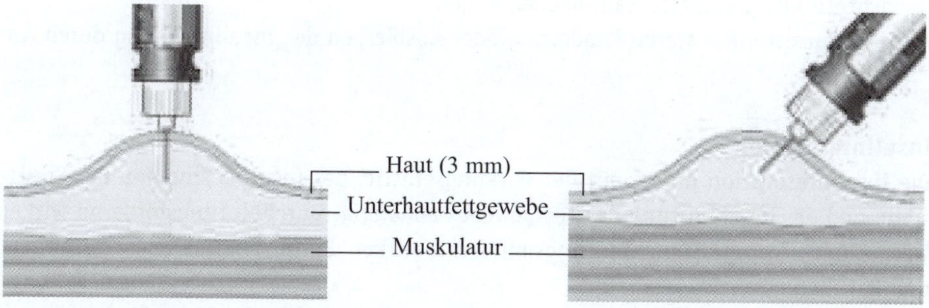

Abb. 19: Einstichschema für subkutane Injektionen

- Händedesinfektion
- Desinfektion der Einstichstelle
- Kanülenschutz entfernen
- Hautfalte abheben, der Einstichwinkel ist abhängig von der Stärke des Unterhautfettgewebes und der Nadellänge
- bei Insulinverabreichung nicht aspirieren (Gewebeschädigung)
- Insulin langsam injizieren
- trockenen Tupfer auf die Einstichstelle drücken, Kanüle herausziehen

Entsorgung von Spritzen und Kanülen

Gebrauchte Spritzen und Kanülen werden in geeigneten Behältern, z. B. Kanistern oder Schachteln, gesammelt. Diese werden, wenn sie voll sind, verschlossen und mit dem Hausmüll entsorgt. Der Nadelschutz darf wegen Verletzungsgefahr nicht wieder aufgesteckt werden.

Mögliche Fehler beim Verabreichen von Insulin

- Verwechslung der Insulinfläschchen
- Luftblasen in der aufgezogenen Spritze
- Verzögerungsinsulin wurde nicht geschwenkt
- zu häufiges Wechseln der Körperregionen
- keine Hautfalte gemacht
- zu schräg gestochen
- zu schnell gespritzt
- Spritze zu schnell herausgezogen

Komplikationen bei der Insulinverabreichung

- Lipodystrophien = Schwund von Unterhautfettgewebe
- Lipome = gutartige Fettgewebsgeschwulst aus vergrößerten Fettgewebszellen
- Lipotrophie = Hypertrophie des Fettgewebes
- Insulinallergie = eine gegen Begleitstoffe (Stabilisatoren) der Insulinpräparate gerichtete Allergie, meist Hauterscheinungen
- Insulinresistenz = starke Minderung oder Ausbleiben der Insulinwirkung durch Antikörper

Insulinresorption

Die Insulinresorption und damit der Wirkungseintritt des Insulins sind von der Spritzstelle und der Durchblutung des Fettgewebes abhängig. Durchblutungsfördernd wirken Wärme und Massage. Durchblutungsmindernd wirken Kälte, übermäßiges Fettgewebe und Rauchen.
Betroffene sollten die Einstichstellen und Injektionsbezirke auf Knoten, Verhärtungen, Dellen usw. beobachten. Bei Veränderungen sollte die Spritzstelle gewechselt werden.

7 Pens

Fertigpen

Bei den vorgefüllten Mehrfachspritzen bilden Insulin und Spritze eine Einheit. Die Injektionsnadeln werden aufgesetzt.

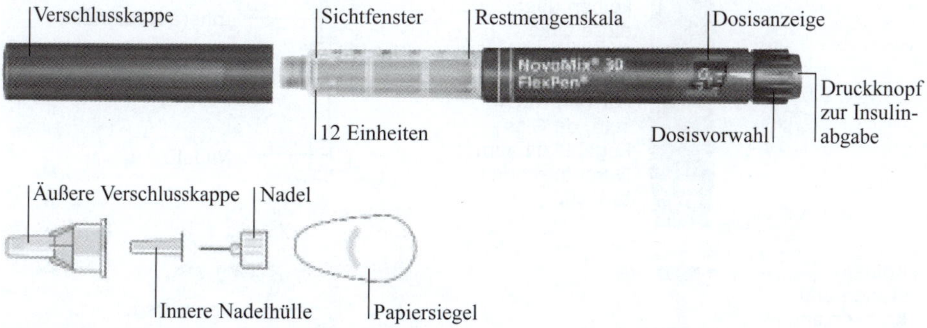

Abb. 20: Einzelteile eines Fertigpens

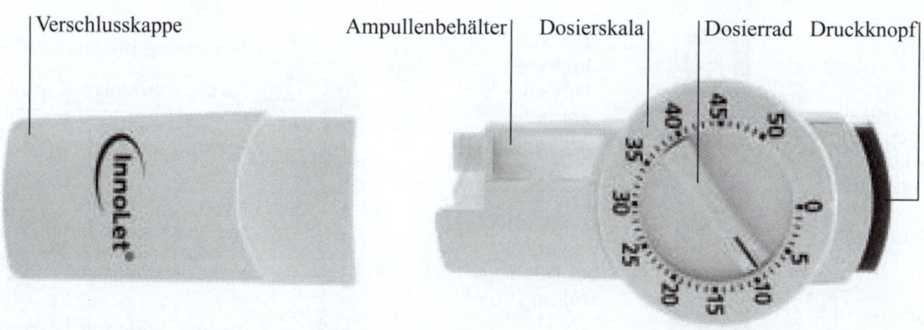

Abb. 21: Innolet

Mehrfachpen

Der Pen wird wiederverwendet und nur die Zylinderampullen und die Nadeln werden gewechselt.

Z. B. HumaPen Savvio, HumaPen Luxura, NovoPen 5, NovoPen Echo, Juniorstar, Tacti Pen

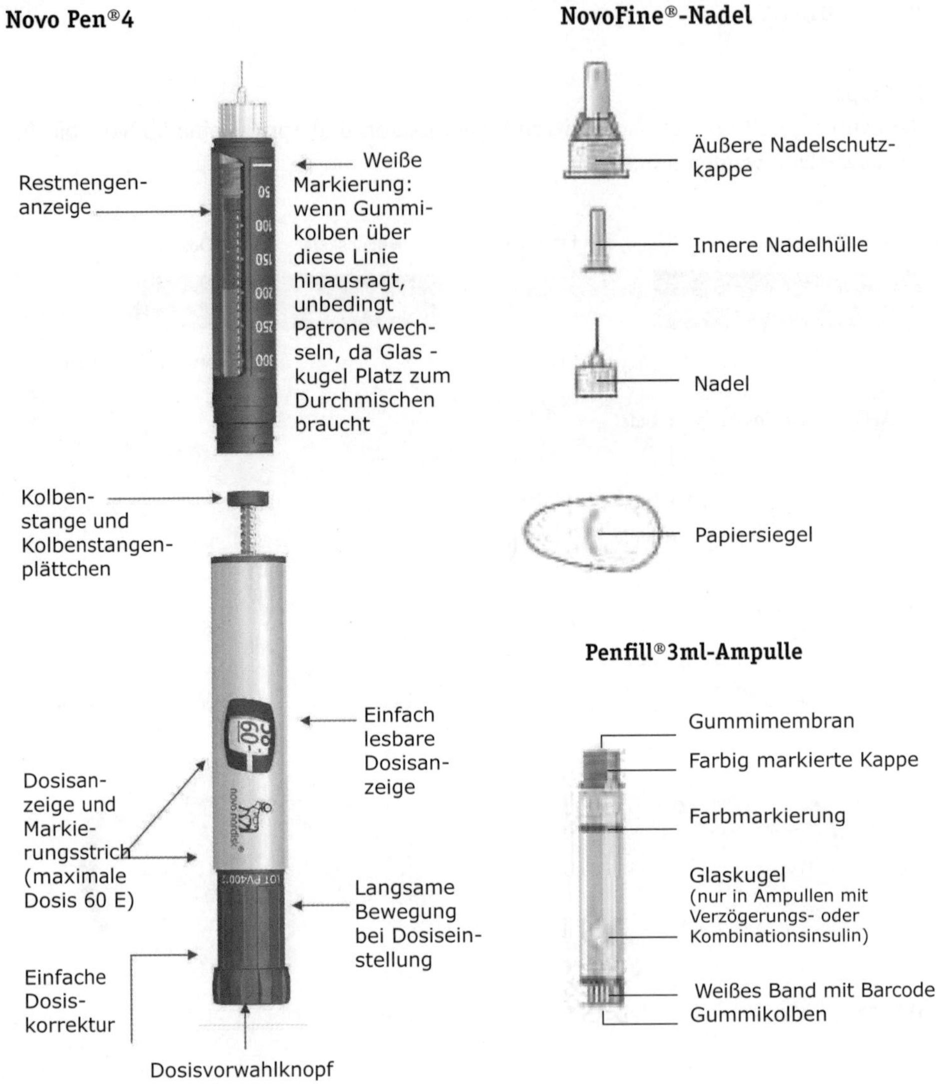

Abb. 22: Beschreibung eines Mehrfachpens

Die Verabreichung mit Pens:

- schwenken
- Funktionsprobe durchführen
- Einheiten einstellen
- Hautfalte abheben
- Injektionswinkel abhängig von Nadellänge und Dicke des Unterhautfettgewebes
- erst nach 5 Sekunden herausziehen

Penübersicht (Mehrfachpens)

Pengeräte für ELI LILLY Insulin	IE	Dosisschritte	Farbe
Luxura HD	30	1/2	dschungelgrün
HUMAPEN Luxura	60	1	burgunderfarben, champagner-farben
Autopen	24	1er	hellgrün, hellblau
Autopen	42	2er	blau, grün
Humapen-Savvio	60	1er	rot, grün
Pengeräte für Novo Nordisk Insulin			
NovoPen 5	60	1er	blau, silbern
NovoPen 6	60	1er	blau, silbern
NovoPen Echo	60	1er	blau, rot
NovoPen Echo Plus	30	1/2	blau, rot
NovoPen Junior	35	1/2	gelb, grün
Pengeräte für Sanofi Insulin			
Allstar Pro Pen	80	1	silber-golden, metallisch-blau
Clikstar	80	1er	schwarz, blau, silbern
TactiPen	60	1er	rot, silbern
Autopen 24	21	1er	grün
Autopen 24	42	2er	blau
JuniorSTAR	30	1/2	blau, rot, silbern

Wichtig beim Umgang mit dem Pen

- Desinfektion der Gummimembran
- bei Verzögerungsinsulinen vorsichtiges Schwenken
- Einlegen der Ampulle und Aufsetzen der Nadel
- Entfernen der Luftblase vor jeder Injektion
- die kleinstmögliche Anzahl an Einheiten einstellen, den Pen mit der Nadel senkrecht nach oben halten und ein paar Mal leicht gegen das Gehäuse klopfen
- den Knopf voll durchdrücken – ein Tropfen Insulin sollte an der Nadelspitze erscheinen (Funktionsprobe), ist dies nicht der Fall, Vorgang wiederholen, bis ein Insulintropfen erscheint
- Pens dürfen immer nur für einen Patienten verwendet werden
- Pen-Nadeln sind Einmalprodukte und sollten nach jeder Injektion gewechselt werden

Mehrfachpen für Kinder

Für Kinder sollte ein Pen mit der Möglichkeit von 0,5 E verwendet werden, z. B. Huma Pen® Luxura HD (Lilly), Novo Pen Junior® (Novo Nordisk), JuniorSTAR® (Sanofi).

Tipp

Patientinnen, die zum Beispiel im Rahmen einer intensivierten Therapie zwei verschiedene Insuline verwenden, sollten Pens in unterschiedlichen Farben erhalten, um Insulinverwechslungen zu vermeiden; z. B. roter Pen für kurz wirksames Insulin, blauer Pen für lang wirksames Insulin.

Smart Pens

Sie speichern Daten zur Insulininjektion wie Datum, Uhrzeit, Insulindosis und übermitteln sie drahtlos an Apps für das Diabetesmanagement. Zudem entfällt das Führen eines Diabetestagebuchs per Hand, weil alle relevanten Daten an das digitale Tagebuch übermittelt werden.
Z. B. NovoPen® 6 und NovoPen Echo® Plus (wiederbefüllbarer Pen von NovoNordisk), Humalog® Tempo Einmalpen (optional mit Tempo Smart Button) Eli Lilly
Mit diesen Apps und digitalen Lösungen sind NovoPen® 6 & NovoPen Echo® Plus kompatibel: mySugr® App, diasend® von Glooko®

Pen-Nadel

In Krankenhäusern dürfen nur mehr Pen-Sicherheitsnadeln zur Insulininjektion mittels Pen verwendet werden. Sie haben einen automatischen Sicherheitsverschluss, der das Risiko für Nadelstichverletzungen nach der Nutzung der Injektionsnadel reduziert, z. B. BD AutoShield Duo Sicherheits-Pen-Nadel, Novofine Autocover Kanülen 8 mm 30 G, BD SafeAssist™ Sicherheits-Pen-Nadel 30 G 5 mm, mylife Clickfine AutoProtect oder Wellion Protect Pro.

Übung

Welche Pennadeln sind mit folgenden Pens kompatibel?

SoloStar®: z. B.

KwikPen®: z. B.

FlexPen®: z. B.

8 Therapiestrategien

Es gibt verschiedene Therapieformen, die ärztlich festgelegt werden. Die Therapie muss den Bedürfnissen der Patientinnen gerecht werden.

WICHTIG!
Begleiterkrankungen und Begleitmedikation können den Insulinbedarf beeinflussen.

Kombinationstherapie

Insulin in Kombination mit blutzuckersenkenden Tabletten, z. B. Langzeitinsulin am Abend und Tabletten tagsüber.

Konventionelle Insulintherapie

Als konventionelle Insulintherapie bezeichnet man die Gabe von Mischinsulin (früher: Mischung aus Normalinsulin und Verzögerungsinsulin), zumeist 2x täglich. Durch die Einführung der modernen Mischinsuline ist es nun möglich, alternativ mit einer einmaligen Gabe abends in die Insulintherapie einzusteigen und bei Bedarf auf 2x zu steigern. Zumeist werden 60 % der täglichen Insulinmenge morgens zum Frühstück gespritzt und 40 % abends zum Abendessen. Werden die individuellen Therapieziele nicht erreicht, ist auch eine dreizeitige konventionelle Insulintherapie durch die zusätzliche Gabe einer dritten Injektion mittags möglich.
Die Auswahl des Mischungsverhältnisses erfolgt durch Arzt oder Ärztin.

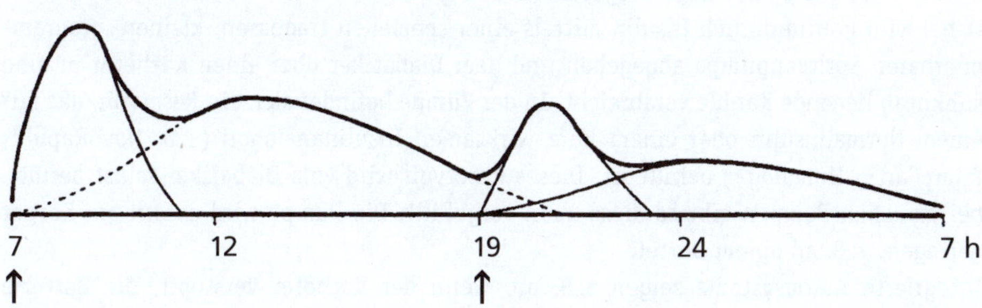

Abb. 23: Zeitschema der konventionellen Insulintherapie

Morgens und abends Mischen von Normalinsulin und Verzögerungsinsulin.

Prandiale Insulintherapie

Diese Insulintherapie wird bei Typ-2-Diabetikerinnen angewendet, deren körpereigene Insulinproduktion noch den basalen Insulinbedarf abdecken kann, deren prandiale Insulinausschüttung jedoch zu gering ist. Zu jeder Hauptmahlzeit wird ein kurz wirksames, modernes Insulin verabreicht. Beim Auslassen einer Mahlzeit entfällt auch die Insulininjektion.

Basis-Bolus-Insulintherapie

Verzögerungsinsulin wird morgens und abends verabreicht. Bolusinsulin richtet sich nach den Mahlzeiten.

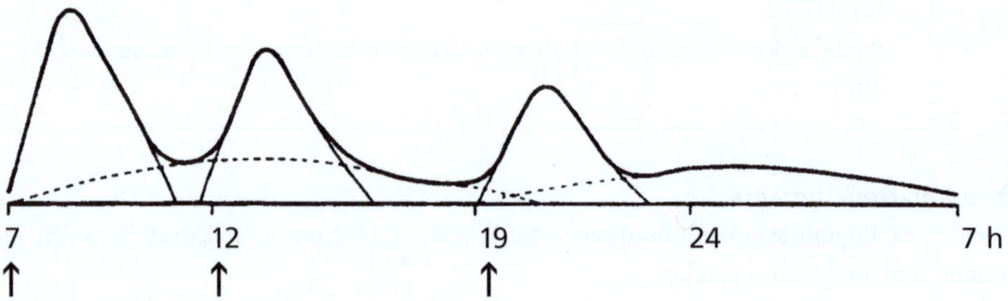

Abb. 24: Zeitschema der Basis-Bolus-Insulintherapie

Bedtime-Insulintherapie

Verzögerungsinsulin abends oder spätabends

Insulin-Pumpentherapie (CSII – kontinuierliche subkutane Insulininfusion)

Schlauchgebundene Insulinpumpen

z. B. MiniMed™ 640G Insulinpumpe, mylife YpsoPump

Diese Insulinpumpen sind über ein Infusionsset mit dem Körper verbunden. Das Infusionsset muss alle 2 bis 3 Tage ausgetauscht werden.

Dabei wird kontinuierlich Insulin mittels einer speziellen tragbaren, kleinen, programmierbaren Spritzenpumpe abgegeben und dem Diabetiker über einen Katheter in eine subkutan liegende Kanüle verabreicht. In der Pumpe befindet sich ein Reservoir, das mit einem Normalinsulin oder einem kurz wirksamen Insulinanalogon (z. B. NovoRapid®, PumpCart®, Humalog®) befüllt ist. Dieses Reservoir wird vom Diabetiker selbst befüllt, bei manchen Pumpen gibt es diese auch vorgefüllt. Die Pumpe wird extern am Körper getragen, z. B. an einem Gürtel.

Integrierte Alarmsysteme zeigen z. B. an, wenn der Katheter verstopft, die Batterie schwach oder ein Befüllen des Insulinreservoirs nötig wird.

Diese Pumpen werden zum Duschen oder Schwimmen abgenommen.

Patch-Pumpen (Einmal-Insulinpumpe)

z. B. OmniPod®, ACCU-CHEK® Sol

Eine Patch-Pumpe wird direkt auf der Haut befestigt, z. B. am Bauch, Arm oder Gesäß. Sie verabreicht Insulin über eine Kanüle auf der Pumpenrückseite. Die gesamte Pumpe muss regelmäßig ausgetauscht werden, daher ist sie nicht für Menschen geeignet, die große Mengen an Insulin benötigen (z. B. über 200 Einheiten alle drei Tage).

Patch-Pumpen kleben auf der Haut und können während der Nutzung nicht abgenommen werden.
Patch-Pumpen werden über eine Fernbedienung gesteuert.

> **WICHTIG!**
> Bei einer Insulinpumpentherapie wird kein Verzögerungsinsulin verwendet, sondern nur ein kurzwirkendes Insulin bzw. Insulinanalogon.
> Wird die Insulinzufuhr aus der Pumpe unterbrochen, kann sich innerhalb weniger Stunden eine ausgeprägte Hyperglykämie mit ketoazidotischer Entgleisung entwickeln.

Bei der Pumpentherapie wird eine Basalrate und ein Bolusinsulin unterschieden.

Basalrate:
Die Menge an Basalinsulin, das verabreicht werden soll, wird als Basalrate eingestellt, diese Insulinmenge wird kontinuierlich abgegeben, um die natürliche Freisetzung von Insulin aus der Bauchspeicheldrüse nachzuahmen.
Die Basalrate kann flexibel angepasst werden, zum Beispiel kann sie für eine gewisse Zeitdauer erhöht (Stress, Fieber) oder abgesenkt (z. B. bei Sport, auslassen einer Mahlzeit) werden, das ist bei einer basalen Insulininjektion mit Verzögerungsinsulin nicht möglich.

Bolusinsulin:
Zusätzliches Insulin wird bei Bedarf abgeben, um eine bevorstehende Mahlzeit abzudecken oder einen hohen Blutzuckerspiegel zu korrigieren.

Closed-Loop-System

Ein Closed-Loop-System ist ein Diabetesmanagementsystem, das die Insulinabgabe automatisch an den Glukosewert anpasst. Die Insulinabgabe wird reduziert, wenn die Gefahr eines zu niedrigen Glukosewerts besteht, bei einem hohen Glukosewert wird mehr Insulin verabreicht.

Ein Closed-Loop-System besteht aus drei Komponenten:
- Insulinpumpe
- Ein System zur kontinuierlichen Glukoseüberwachung (CGM)
- Ein Steueralgorithmus, der Sensor und Pumpe verbindet

8.1 Das Korrekturinsulin

Der Korrekturfaktor wird bei Diabetikerinnen zur Korrektur bei einem zu hohen oder zu niedrigen Blutzuckerspiegel angewendet. Der Blutzucker wird durch zusätzlich gespritzte Insulineinheiten gesenkt oder durch Verminderung erhöht.

1 E-Insulin senkt den BZ um 20–60 mg/dl.

$$\text{Korrekturinsulin} = \frac{\text{Aktueller Blutzucker minus Zielwert}}{\text{Korrekturzahl}}$$

Beispiel:

Der aktuelle Blutzuckerwert ist erhöht und beträgt 200 mg/dl. Der Zielwert liegt bei 100 mg/dl, der Korrekturfaktor bei 50 mg/dl. Zuerst wird die Differenz zwischen IST-Blutzuckerwert und SOLL-Blutzuckerwert ermittelt. Sie beträgt in diesem Fall 100 mg/dl, um diesen Wert sollte der Glucosespiegel gesenkt werden. Die Differenz von 100 mg/dl wird durch die Korrekturzahl 50 mg/dl dividiert.

$$\frac{(200\ \text{mg/dl} - 100\ \text{mg/dl})}{50\ \text{mg/dl}} = 2\ \text{Insulineinheiten}$$

Es werden daher zwei Einheiten Korrekturinsulin gespritzt.

WICHTIG!

Abstand zwischen zwei Korrekturen mindestens:
4 Stunden bei Normalinsulin
3 Stunden bei kurzwirksamem modernem Insulin
Wird in kürzeren Abständen korrigiert, kann es zum Auftreten von Hypoglykämien kommen.

Übung[6]

Um 08:00 Uhr haben Sie einen BZ-Wert von 280 mg/dl gemessen. Sie haben den BZ korrigiert und dem Frühstück entsprechend gespritzt. Um 10:00 liegt der BZ bei 260 mg/dl. Der Korrekturfaktor beträgt 30 mg/dl, der BZ-Zielwert ist 100 mg/dl.

a. Um wieviel Uhr dürfen sie erneut mit kurzwirksamem Analoginsulin korrigieren?
b. Um wieviel Uhr dürfen sie erneut mit Normalinsulin korrigieren?

---

6 Lösung:
a. Frühestens um 11:00 nach erneuter BZ-Messung.
b. Frühestens um 12:00 nach erneuter BZ-Messung.

9 Hypoglykämie (Unterzuckerung)

Der Blutzuckerwert liegt unter 50 mg % und es treten typische Unterzuckerungssymptome auf. Die Symptome der Hypoglykämie sind einerseits Zeichen einer Gegenregulation mit körpereigenen Hormonen, andererseits Auswirkungen des Zuckermangels im Gehirn.

Ursachen für den Insulinüberschuss

- Fehler beim Spritzen
- Fehler beim Essen (zu wenig Kohlenhydrate)
- unberücksichtigte vermehrte Bewegung (Sport)
- Alkohol
- zu viel Insulin oder blutzuckersenkende Medikamente mit Wirkung an der Bauchspeicheldrüse (Sulfonylharnstoffe)

Symptome

Die Symptome müssen nicht gleichzeitig auftreten und sind individuell verschieden. Ebenso können sie sich im Laufe der Zeit ändern:

- Zittern
- Schwitzen
- Herzklopfen
- Blässe
- Aggressivität
- Euphorie
- Angst
- Sehstörungen
- Gangstörungen
- Sprachstörungen
- Kopfschmerzen
- Übelkeit
- Schwächegefühl
- taubes Gefühl im Mund
- Heißhunger
- Verwirrtheit
- Konzentrationsstörung
- Unruhe

Bei schwerer Hypoglykämie besteht erhöhte Verletzungsgefahr (z. B. Sturz, Unfall). Es kann zu Bewusstlosigkeit und/oder Krampfanfällen kommen.
Unbehandelter Unterzucker führt zum hypoglykämischen Schock.

Therapie

Schon bei den ersten Anzeichen muss gehandelt werden, um Bewusstlosigkeit zu vermeiden. Zudem weiß man nie, wie lange der Diabetiker selbst handeln kann.

- leichte Hypoglykämie:
  - 1–2 BE sind ausreichend, z. B. Brot, Obst, Joghurt ...
- schwere Hypoglykämie:
  - 3–4 BE
  - 2 BE schnell resorbierbare KH
  - 2 BE langsam resorbierbare KH

    z. B. 2 BE Traubenzucker + 2 BE Brot
- hypoglykämischer Schock:
  - stabile Seitenlagerung
  - Atemwege freimachen
  - Glukagon subkutan spritzen

> **WICHTIG!**
> Kontrolle der Vitalzeichen, solange die Patientin bewusstlos ist. Keine Flüssigkeit zuführen, solange die Patientin bewusstlos ist.

Körpereigene Gegenregulationshormone:

- Glukagon
- Wachstumshormon
- Adrenalin
- Cortisol

Diese Hormone wirken gegen das Insulin (Insulinwirkung wird abgeschwächt). Das ist auch ein Grund, warum nach der Hypoglykämie die Blutzuckerwerte sehr hoch ansteigen können.

Notfallmedikation

Das Hormon Glukagon stammt aus den Alpha-Zellen, die sich in den Langerhans'schen Inselzellen der Bauchspeicheldrüse befinden. Glukagon erhöht den Blutzuckerspiegel, indem es die Zuckerreserven der Leber (Glykogen) mobilisiert und dort die Zuckerneubildung (Glukoneogenese) anregt.

GlukaGen® Hypokit

Enthält Pulver und Lösungsmittel zur Herstellung einer Injektionslösung.

Indikation:
GlucaGen® HypoKit wird zur sofortigen Notfall-Behandlung bei Kindern und Erwachsenen mit schwerer Hypoglykämie angewendet, wenn aufgrund eines sehr niedrigen Blutzuckers eine Bewusstlosigkeit vorliegt oder der Betroffene nicht in der Lage ist, Zucker oral zu sich zu nehmen.

Wirkmechanismus:
Glycogen wird aus der Leber mobilisiert, welches als Glucose ins Blut abgegeben wird.

Verabreichung:
GlucaGen® HypoKit 1 mg: Injizieren Sie das Wasser für Injektionszwecke (1,1 ml) in die Durchstechflasche, die das komprimierte Glucagon-Pulver enthält. Schwenken Sie die Durchstechflasche vorsichtig, bis das Glucagon vollständig aufgelöst und die Lösung klar ist. Ziehen Sie die Lösung wieder in die Spritze auf.

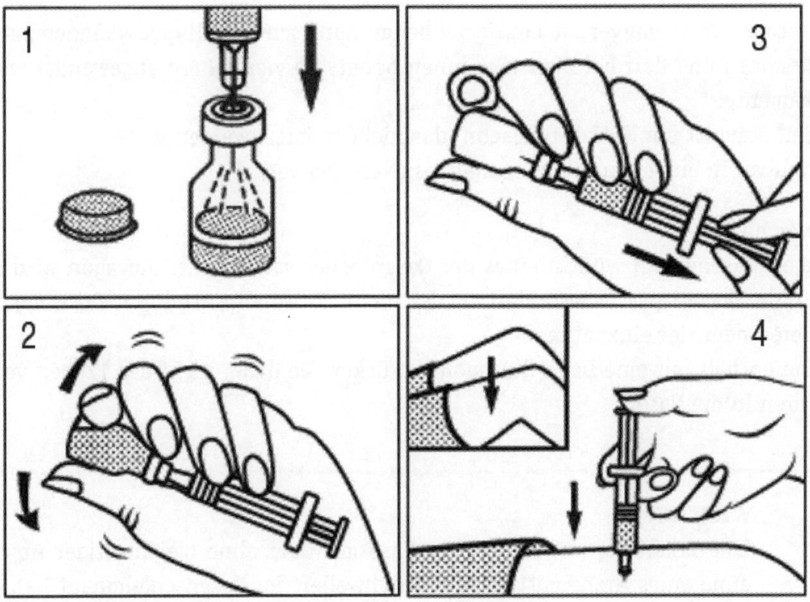

Abb. 25: Erstellung einer Injektionslösung (https://www.colegiofarmaceutico.cl/MFT/PRODUCTO/P3662.HTM)

Dosierung bei Erwachsenen: 1 mg subkutan oder intramuskulär injizieren
Kinder und Jugendliche (< 18 Jahre alt): Dosierung bei Kindern: 0,5 mg (bei Kindern unter 25 kg oder jünger als 6–8 Jahre) ODER 1 mg (bei Kindern über 25 kg oder älter als 6–8 Jahre).
Ältere Patienten (≥ 65 Jahre alt): GlucaGen® kann bei älteren Patienten angewendet werden.

Die Patientin spricht normalerweise innerhalb von 10 Minuten auf die Injektion an. Hat die Patientin auf die Behandlung angesprochen, werden ihr oral Kohlenhydrate verabreicht, um die Leberglykogenreserven wiederherzustellen und einen Rückfall in die Hypoglykämie vorzubeugen. Falls die Patientin nicht innerhalb von 10 Minuten auf die Injektion anspricht, muss intravenös Glucose verabreicht werden.

WICHTIG!
Glucagon ist nicht wirksam bei Patienten, deren Leberglykogen verbraucht ist. Deswegen hat Glucagon keine oder nur eine geringe Wirkung, wenn der Patient über einen längeren Zeitraum nüchtern war oder bei Nebenniereninsuffizienz sowie bei chronischer oder alkoholinduzierter Hypoglykämie.

Glucagon-Nasenpulver

Indikation:
Das Glucagon-Nasenpulver soll zur Notfallbehandlung schwerer Hypoglykämien zum Einsatz kommen und darf bei Diabetikerinnen bereits ab vier Jahren angewendet werden.
Medikamente:
Baquim® 3 mg ist ein Notfall-Glucagon, das nicht injiziert werden muss.
Nasenpulver in einem Einzeldosisbehältnis (Nasenpulver)

Verabreichung:
Glucagon-Nasenpulver wird in eines der Nasenlöcher verabreicht. Glucagon wird durch die nasale Mucosa passiv resorbiert. Es ist nicht notwendig, nach der Dosisabgabe zu inhalieren oder tief einzuatmen.
Baqsimi enthält nur eine Dosis Glucagon – drücken Sie daher nicht den Kolben vor dem Einführen in die Nase.

WICHTIG!
Eine Erkältung mit verstopfter Nase mit oder ohne gleichzeitiger Anwendung eines Arzneimittels zum Abschwellen der Nasenschleimhaut hat keinen Einfluss auf die Pharmakokinetik über die nasale Applikation.

Übung
Sehen Sie sich folgendes Video über die Anwendung von Baquim® an, um im Notfall rasch handeln zu können.
https://www.lilly.at/unsere-produkte/produktuebersicht/video-baqsimi

10 Hyperglykämische Entgleisungen

10.1 Ursachen und Symptome

Ursachen

- fieberhafte Infekte
- Infektionen im Fußbereich
- Harnwegsinfekte (oft asymptomatisch)
- Stress
- Operationen
- schmerzhafte, unangenehme Untersuchungen

Merkmale

- Entwicklung über Tage
- Blutzuckerwerte sind erhöht
- Insulinbedarf ist erhöht

Symptome

- viel Durst
- viel Harn
- Müdigkeit
- Juckreiz
- Verwirrtheit
- Mundtrockenheit
- Sehstörungen

Entwicklung

Jede Stresssituation führt zu einer Insulinresistenz. Dadurch steigt der Blutzucker und in weiterer Folge kommt es zu einem Energiemangel. Der Körper beginnt nun, Fett abzubauen, wobei Azeton frei wird.
Symptome, die durch das Azeton ausgelöst werden:

- Mundgeruch
- Übelkeit, Erbrechen
- Ketonurie
- Austrocknung der Schleimhäute

Symptome müssen nicht immer auftreten und stellen sich häufig auch erst dann ein, wenn der Blutzucker für längere Zeit über 300 mg/dl ansteigt.

10.2 Formen

Präkoma oder Ketoazidose (Vorstufe eines Komas)

- viel Harn
- Müdigkeit
- Juckreiz
- Bewusstseinstrübung
- viel Durst
- Mundtrockenheit
- Verwirrtheit

Coma diabeticum (ketoazidotisches Koma, Coma hyperglycaemicum)

- Bewusstlosigkeit
- Blutzuckerwerte sind über 500 mg/dl
- betroffen sind Typ-1-Diabetiker
- Azeton ist verantwortlich für das Koma

Hyperosmolares Koma (Sonderform der Entgleisung)

- nur bei Typ-2-Diabetikerinnen
- Blutzuckerwerte über 600 mg/dl
- entwickelt sich über 6–7 Tage
- starke Austrocknung (Osmolarität steigt sehr hoch an) - Flüssigkeitsmangel
- es fehlt das Warnsymptom Azeton
- wird daher häufig nicht oder erst sehr spät erkannt

10.3 Therapie

Präkoma und Coma diabeticum

- Flüssigkeitszufuhr
- Altinsulingaben (i. m. oder i. v.)
- Kohlenhydrate zuführen (mindestens 8 BE)
- Krankenhausaufenthalt (Insulindauertropf)

Hyperosmolares Koma

- Flüssigkeitszufuhr
- Insulingabe

Dosierungsschema für die intravenöse Insulinverabreichung

50 E (= 0,5 ml einer 100 E/ml Injektionslösung aus der Durchstechflasche) eines rasch wirksamen Insulinanalogs wie Apidra®, FiAsp®, Humalog® oder NovoRapid® werden zu

49,5 ml 0,9 % NaCl zugegeben. 1 ml dieser Infusionslösung entspricht somit 1 E des Insulinanalogs.

Blutzuckerwerte	Insulindosis
<80 mg/dl	Pause, Kontrolle nach einer halben Stunde
81–120 mg/dl	0,7 ml/h (0,7 E/h)
121–150 mg/dl	1 ml/h (1 E/h)
151–180 mg/dl	1,5 ml/h (1,5 E/h)
181–210 mg/dl	2 ml/h (2 E/h)
211–240 mg/dl	2,5 ml/h (2,5 E/h)
241–270 mg/dl	3 ml/h (3 E/h)
271–300 mg/dl	3,5 ml/h (3,5 E/h)
301–330 mg/dl	4 ml/h (4 E/h)
331–360 mg/dl	4,5 ml/h (4,5 E/h)
361–390 mg/dl	5 ml/h (5 E/h)
391–420 mg/dl	5,5 ml/h (5,5 E/h)
421–450 mg/dl	6 ml/h (6 E/h)

11 Diabetische Veränderungen an den Füßen und Fußpflege

Der diabetische Fuß ist eine häufige Komplikation bei Diabetes mellitus.

11.1 Diabetische Störungen

Wir unterscheiden:

- Nervenstörungen = Neuropathien
- Durchblutungsstörungen = Angiopathien

Neuropathischer Fuß

Dabei kommt es zu einer Störung der peripheren Nerven. Werden Verletzungen, Verbrennungen oder Verbrühungen aufgrund dessen nicht bemerkt, entstehen Infektionen. Der Fuß wird falsch belastet und es bildet sich ein diabetisches Druckulkus (Mal perforant).

Anzeichen von Nervenstörungen:

- Kältegefühl (beim Fühlen warm)
- Schmerzen und/oder Wadenkrämpfe in Ruhe, besonders nachts, Linderung durch Bewegung
- Kribbeln, Ameisenlaufen
- Taubheitsgefühl
- Fußschwellungen
- fehlendes oder abgeschwächtes Temperaturempfinden
- trockene, rissige Haut
- schmerzlose Wunden
- Hornhautschwielen

Angiopathischer Fuß

Dabei kommt es durch Arteriosklerose zu einer Durchblutungsstörung (Claudicatio intermittens).

Anzeichen von Durchblutungsstörungen:

- Wadenkrämpfe beim Laufen
- blasse, dünne, trockene Haut
- dünne Fußsohlen
- schwere, kraftlose Beine
- schmerzhafte Zehenrötung
- schmerzhafte, schlecht heilende Wunden

11.2 Behandlung

Die wichtigste Therapie ist die Vorbeugung:

- gute BZ-Einstellung
- Pflege der Füße
- Kontrolluntersuchungen der Füße
- Verletzungen vermeiden
- regelmäßige Bewegung und Fußgymnastik
- Rauchen einstellen
- gesunde Ernährung

Beobachtungen bei der täglichen Kontrolle der Füße bei Diabetikern:

- Ist die Haut trocken oder rissig?
- Ist die Haut zwischen den Zehen intakt?
- Blasen, Druckstellen?
- Hornhautschwielen?
- Hühneraugen?
- Kleine Verletzungen?
- Anzeichen einer Entzündung?
- Geschwollene Füße?
- Eingewachsene Nägel?
- Nagelmykosen?

Richtige Fußpflege:

- Fußbäder (3–5 Minuten, da die Haut sonst zu stark aufweicht, Wassertemperatur 37 °C)
- exaktes Abtrocknen der Füße
- Feilen der Nägel mit abgerundeten Feilen
- auch kleinste Verletzungen desinfizieren und mit Pflaster versorgen
- Veränderungen an den Füßen mit der Ärztin besprechen
- Wenn die tägliche Fußpflege vom Diabetiker nicht mehr selbst durchgeführt werden kann, Angehörige dazu anleiten
- In Kranken- und Pflegeanstalten sorgsame Betreuung der Füße des Diabetikers durch das Pflegepersonal

Ungeeignet:

- spitze Schere, Nagelklipser, Nagelzange
- Hornhauthobel
- harte Bürste, rauer Bimsstein
- Metallraspel, spitze Feile
- zu enge Socken oder Stutzen
- Barfußgehen

12 Diabetiker und Diabetikerinnen mit Migrationshintergrund[7]

Ziele in der Behandlung von Diabetikerinnen mit Migrationshintergrund sind die Ermöglichung eines optimalen Wissenstransfers und die Stärkung der Eigenverantwortung der Patienten.

- Auf eine adäquate Übersetzung (Dolmetscherin, Kulturübersetzer) ist großen Wert zu legen, Kinder als Übersetzer sind in der Regel ungeeignet.
- Schulungsmaterial sollte in der jeweiligen Muttersprache zur Verfügung stehen. Um auch Analphabeten mit Diabetes erreichen zu können, ist eine entsprechende Bebilderung und die Verwendung von Piktogrammen und Abbildungen in Originalgröße anzustreben.
- In besonderen Fällen kann es förderlich oder nötig sein, dass Patient und Behandler das gleiche Geschlecht haben.
- Religiös beeinflusste Speisenauswahl und Fastenvorschriften sind zu berücksichtigen.

Da im Fastenmonat Ramadan die Hauptmahlzeit bei Sonnenuntergang stattfindet, kommt es zu einer Umkehr des Tag-Nacht-Rhythmusses. Dementsprechend bedarf es einer Umstellung bzw. Dosisadaptierung einiger Medikamente, insbesondere bei der Insulintherapie, hier ist vor allem die Vermeidung von Hypoglykämien zu nennen.

7 (ÖDG 2016, S. 45)

13 Diabetes bei Kindern

Häufigkeit

Im Kindes- und Jugendalter ist Typ-1-Diabetes eine der häufigsten chronischen Stoffwechselerkrankungen. So sind österreichweit ca. 2.700 Kinder und Jugendliche von 0–18 Jahren betroffen. Die Zahl der Neuerkrankungen liegt bei ca. 300 und ist in den letzten 20 Jahren stark gestiegen.

Ursachen

Bei Typ-1-Diabetes handelt es sich um eine Autoimmunerkrankung, bei der der Körper Antikörper gegen die insulinproduzierenden Beta-Zellen in den Langerhans'schen Inseln der Bauchspeicheldrüse oder gegen Insulin selbst bildet. Dadurch kommt es zu einer Entzündungsreaktion im insulinproduzierenden Gewebe der Bauchspeicheldrüse, was die Langerhans´schen Inseln im Verlauf mehrerer Monate oder Jahre zerstört. Sind 80 bis 90% davon zerstört, kommt es zum manifesten Diabetes. Die Ursache für diese Antikörperbildung ist bis heute weitgehend unbekannt. Vermutlich begünstigen eine erbliche Vorbelastung und Umweltfaktoren die Erkrankung.

Risikofaktoren

Genetische und immunologische Einflüsse

Es gibt mehr als 100 bekannte genetische Faktoren, die Diabetes begünstigen. Es scheint dabei auch ein Zusammenhang zwischen Typ-2- und Typ-1-Diabetes zu bestehen. So haben Kinder und Enkel von Typ-2-Diabetikern auch ein erhöhtes Risiko, an Typ-1-Diabetes zu erkranken. Studien an eineiigen Zwillingen zeigen, dass Typ-1-Diabetes seltener vererbt wird als Typ-2-Diabetes: Während bei eineiigen Zwillingen fast immer beide von Typ-2-Diabetes betroffen sind, sind bei Typ-1-Diabetes nur etwa bei jedem dritten Zwillingspärchen beide erkrankt.

Weitere mögliche Einflussfaktoren

- Mumps, Masern, Röteln u. a. können die Antikörperbildung mitverursachen oder fördern
- Zu kurze Stilldauer nach der Geburt
- Zu frühe Gabe von Kuhmilch im Kindesalter
- Zu frühe Gabe von glutenhaltiger Kost
- Giftstoffe, wie z. B. Nitrosamine

Symptome

Die Dauer dieser Symptome ist meist kurz (Tage, Wochen). Bei jungen Kindern ist die Zuordnung zur Diabetesmanifestation schwierig.

- häufiges Urinieren (Polyurie)
- vermehrtes Trinken (Polydipsie)

- ungewollte Gewichtsabnahme
- Müdigkeit, Abgeschlagenheit
- Leistungs- und Konzentrationsschwäche
- Bauchschmerzen, Übelkeit, Erbrechen
- Kopfschmerzen
- Soorinfektionen

Die Grundlagen der Diabetestherapie im Kindesalter sind

- regelmäßige Messung der Blutzuckerwerte;
- genaue Berechnung des Kohlenhydratanteils der Nahrung;
- ausreichende Insulinzufuhr;
- körperliche Bewegung.

Diagnostik

Die Diagnose eines T1D im Kindesalter erfolgt meist anhand typischer Symptome, einer Harnuntersuchung, Blutzucker und HbA1c.

Diagnosekriterien

HbA1c > 6,5 % (> 48 mmol/mol; DCCT-standardisiertes Labor)
ODER
Nüchtern-Plasma-Glukose ≥ 126 mg/dl (mindestens 8 h keine Kalorienaufnahme)
ODER
2-h-Plasma-Glukose beim oGTT ≥ 200 mg/dl (Der oGTT soll mit einer Glukosebelastung von 1,75 g/kg Körpergewicht, maximal 75 g, durchgeführt werden) ODER
Klassische Diabetessymptome oder hyperglykämische Krise mit einer Plasmaglukose ≥ 200 mg/dl Diabetes-Typen und -Therapie

WICHTIG!

Sind diese Symptome nicht sehr ausgeprägt und die Krankheit wird nicht diagnostiziert, besteht die Gefahr einer Ketoazidose, aus der sich ohne schnelle medizinische Hilfe ein diabetisches Koma entwickeln kann. Die Anzeichen sind Übelkeit, Erbrechen, Schwäche, Azetongeruch in der Atemluft, angestrengte Atmung und Müdigkeit.
Bei mehr als einem Drittel der Kinder und Jugendlichen mit Typ-1-Diabetes unter 15 Jahren kommt es daher beim Auftreten der Erkrankung zu einem Diabetischen Koma.

Therapie von Diabetes bei Kindern

Die Erstbehandlung, nachdem ein T1D bei einem Kind/Jugendlichen festgestellt wurde, sollte stationär durchgeführt werden. Einerseits wegen der notwendigen Stoffwechseleinstellung, andererseits damit die Patientinnen und ihre Eltern eine ausführliche Schulung zum Umgang mit der Erkrankung erhalten können.

Bei der Behandlung des Typ-1-Diabetes muss das fehlende Insulin von Anfang an ersetzt und lebenslang von außen zugeführt werden.

Insulin-Therapieformen bei Kindern

- konventionelle Insulintherapie (2-3x tgl. Insulingaben, sowie fixe Zeiten und Mengen von Kohlenhydraten)
- flexiblere Basis-Bolus-Therapie (= funktionelle Insulintherapie)
- Insulinpumpentherapie

Dabei wird die Behandlung von Experten gemeinsam mit der Familie auf die spezifischen Erfordernisse, Lebensumstände, die individuellen Bedürfnisse und das Alter des Kindes/Jugendlichen abgestimmt.

> **WICHTIG!**
> Bei Kleinkindern kann aufgrund des geringen Insulinbedarfs die Verwendung von verdünntem Insulin (U10/U20/U50) notwendig sein. Die Verdünnung kann mit physiologischer Kochsalzlösung oder mit von den Firmen zur Verfügung gestelltem Verdünnungsmedium hergestellt werden. Verdünnte Insuline haben eine begrenzte Haltbarkeit.

Remissionsphase oder Honeymoon

Die ersten Erkrankungsanzeichen treten auf, wenn die Bauchspeicheldrüse noch ca. 20% arbeitet. Durch die sofortige Insulinzufuhr im Krankenhaus erholen sich die verbliebenen Zellen und können wieder etwas körpereigenes Insulin produzieren. Das Kind hat anfangs meistens einen sehr niedrigen Insulinbedarf, da die körpereigene Insulinproduktion noch nicht vollständig beendet ist (Remission). In dieser Phase reduziert sich der Insulinbedarf, sodass nicht alle Mahlzeiten mit Insulin abgedeckt werden müssen. Nach Wochen oder Monaten stellt die Bauchspeicheldrüse die Eigenproduktion komplett ein.

Therapie bei Kindern mit Typ-2-Diabetes

Lebensstilmodifikation mit besserer Ernährung und mehr Bewegung.
An Medikamenten sind derzeit Metformin (ab dem 10. Lebensjahr), Victoza® (ab dem 10. Lebensjahr) und Insulin für Kinder und Jugendliche zugelassen.

Anhang

Es gelten in der Pädiatrie die gleichen Diagnosekriterien wie bei den Erwachsenen, lediglich die Glukosebelastung beim oralen Glukosetoleranztest (oGTT) ist gewichtsbedingt unterschiedlich: *2-h Wert mg/dl (1,75g/kgKG oGTT)*

Moderne Insuline	Kurz wirksame Insuline
	NovoRapid®
Novo Nordisk	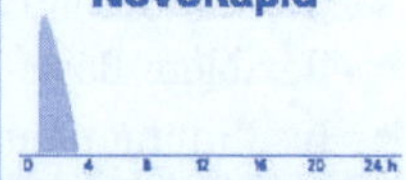
Penfill®	•
FlexPen®	•
NovoLet®	•
Durchstechflasche	•
Eli Lilly	Humalog® Lilly
Patrone	•
Durchstechflasche	•
Sanofi-Aventis	Apidra®
Patrone	•
Fertigpens	•
Durchstechflasche	•

Humane Insuline	Kurz wirksame Insuline
	Actrapid®
Novo Nordisk	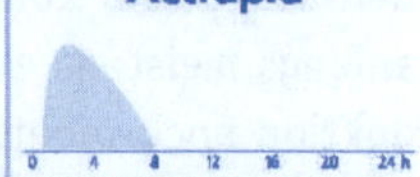
Penfill®	•
Fertigpens	
Eli Lilly	Huminsulin® Lilly
Patrone	•
Durchstechflasche	•
Sanofi-Aventis	Insuman® Rapid
Patrone	•
Durchstechflasche	•

Tab. 11: Übersicht Insuline

Mischinsuline			Langwirksame Insuline	Ultralangwirksame Insuline
NovoMix® 30	NovoMix® 50	**NovoMix® 70**		Tresiba®
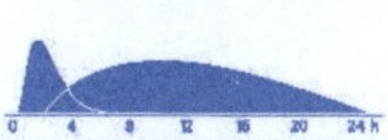		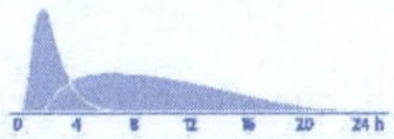	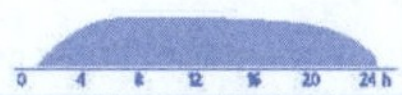	
•	•	•	•	•
•	•		•	•
Humalog® Lilly Mix 25	Humalog® Lilly Mix 50			
•	•			
				Toujeo®
			•	•
			•	•

			Langwirksame Insuline
Mixtard® 30	**Mixtard® 50**		**Insulatard®**
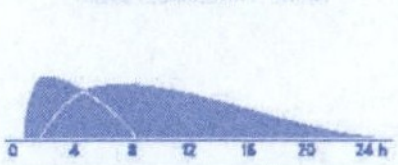	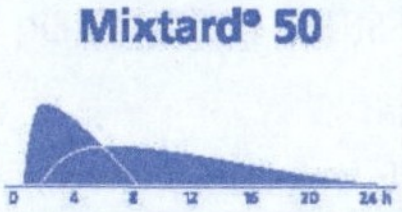		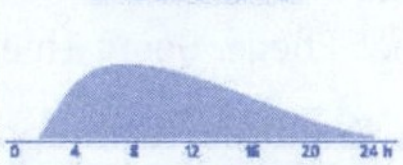
	•	•	•
InnoLet®			FlexPen®
Huminsulin® Lilly Profil 3			Huminsulin® Lilly Basal
•	•		•
•	•		•
Insuman® Comb 25	Insuman® Comb 50		Insuman® Basal
•	•	•	•

Quellenverzeichnis

ABDA – Bundesvereinigung Deutscher Apotheker (2014): Interaktionen zwischen Arzneimitteln und Lebensmitteln.

AUSTRIA Codex (2011): Fachinformation 2010/2011. Österreichische Apotheker-Verlagsgesellschaft m.b.H.

AUSTRIA-CODEX FACHINFORMATION (2016): Österreichische Apotheker-Verlagsgesellschaft.

AUVA (2018): Sicher Arbeiten mit Zytostatika. https://www.bgw-online.de>Medientypen, (03.09.2018).

AWMF (2018): Intravasale Volumentherapie beim Erwachsenen. www.bibliomed-pflege.de/zeitschriften/die-schwester-der-pfleger/heftarchiv/ausgabe/artikel/sp-7-2015-infusionen-sicher-verabreichen/30331-infusionen-sicher-verabreichen/ (11.09.2018)

BÜTTNER, W. et al.: Analysis of Behavioral and Physiological Parameters for Assessment of Postoperative Analgesic Demand in Newborns, Infants and Young Children. Paediatric Anaesthesia 2000, 303–318.

FACHSTELLE FÜR SUCHTPRÄVENTION im Land Berlin, No. 41, März 2016. www.kmdd.de/substanzkonsumstoerung.htm, (22.10.2018).

FEICHTNER, A. (2022): Palliativpflege für Pflege- und andere Gesundheitsberufe. 6., überarbeitete und erweiterte Auflage. Facultas.

GROND, S., BORNHÖVD, K., VAN AKEN, H. (2008): Prinzipien der postoperativen Schmerztherapie. Georg Thieme Verlag.

HOECHST (1993): Orale Diabetes-Therapie. Horn.

HÜRTER, P. (2005): Kinder und Jugendliche mit Diabetes: Medizinischer und psychologischer Ratgeber für Eltern. Springer.

JÖRGENS, V., GRÜSSER, M., KRONSBEIN, P. (1994): Mit Insulin geht es mir wieder besser. Kirchheim.

KELLNHAUSER, E., SCHEWIOR-POPP, S., SITZMANN, F., GEISSNER, U., GÜMMER, M., ULLRICH, L. (2000): Thiemes Pflege. Georg Thieme Verlag.

LILLY (2007): Exanitide Fachinformation, Byetta® exanitide injection. https://www.patienten-info-service.de/a-z-liste/b/byettaR-5-10-mikrogramm-injektionsloesung-in-einem-fertigpen (06. 09. 2022).

LILLY (2019): Fachinformation Baqsimi®. https://www.lilly.at/assets/pdf/fachinformation/at_baqsimi_fachinformation.pdf (05. 09. 2022).

MALVIYA, S. et al. (2006): The Revised FLACC Observational Pain Tool: Improved Reliability and Validity for Pain Assessment in Children with Cognitive Impairment. Paediatr. Anaesth. 16 (3) (2006), 258–265.

MELZER, H., WALTER, M. (1996): Arzneimittellehre. Urban & Schwarzenberg.

MERCK SHARP & DOHME (2008): Juvinia® (Sitagliptin): Fachinformation.

NOVO NORDISK (2021): Fachinformation GlucaGen®/GlucaGen® HypoKit. https://www.novo-nordiskpro.de/content/dam/Germany/AFFILIATE/www-novonordiskpro-de/de_de/diabetes/fi/FI_GlucaGen.pdf (05. 09. 2022).

NOVO NORDISK (2002): Leichter Leben mit Diabetes. Novo Nordisk Pharma GmbH.

NOVO NORDISK (2021): Diabetes Programm. Novo Nordisk Pharma GmbH.

ÖSTERREICHISCHE DIABETES GESELLSCHAFT (2009): Leitlinien für die Praxis. KURZFASSUNG. http://www.oedg.at/archiv_ oedg_leitlinien.html.

ÖSTERREICHISCHE DIABETES GESELLSCHAFT (2019): Leitlinien für die Praxis. KURZFASSUNG. https://www.oedg.at/pdf/OEDG_Pocket_Guide_2019-07.pdf (05. 09. 2022).

ÖSTERREICHISCHE DIABETES GESELLSCHAFT (2022): Zahlen und Fakten zu Diabetes Mellitus. https://www.facediabetes.at/zahlen-und-fakten.html (05. 09. 2022).

ÖSTERREICHISCHE SOZIALVERSICHERUNG (2020): Auch Kinder können Diabetes haben! https://www.sozialversicherung.at/cdscontent/?contentid=10007.856631&portal=svportal (05. 09. 2022).

PLÖTZ, H. (1999): Kleine Arzneimittellehre. Springer.

RATIOPHARM GMBH (2021): Fachinformation Metformin-ratiopharm 1.000 mg Filmtabletten.

SCHÄFFLER, A., MENCHE, N., BAZLEN, U., KOMMERELL, T. (1998): Pflege heute. Urban & Fischer.

SCHERNTHANER, G. (1995): Basis-Bolus-Insulintherapie. Aventis Pharma GmbH.

SCHERNTHANER, G. (1995): Diabetes Mellitus. Was bedeutet das für mich? Insulin-Therapie, Aventis Pharma GmbH.

THERAPIE AKTIV (2022): Typ-1-Diabetes. https://www.therapie-aktiv.at/cdscontent/?contentid=10007.791385&portal=diabetesportal (05. 09. 2022).

TSCHIGGERL, W. (2018): HYPODERMOKLYSE. Die Subcutaninfusion zur Flüssigkeitssubstitution in der Geriatrie. https://www.med.or.at/esraCMS/extension/media/f/SUB/710/Subcutaninfusion.pdf (05. 09. 2022).

WAHRLICH, R., DÖRJE, F., BRÜNGEL, Blaue Reihe: Medikamentenapplikation bei Sondenernährung. Pfrimmer Nutricia Nahrungsmittel GmbH & Co. KG (Art.-Nr. 9765812 5.T.06.04).

WASCHER, T., PONGRATZ, R. (2021): Zeitbombe Zuckerkrankheit. So entschärfen Sie die Gefahr Diabetes. MedMedia Verlags Ges.m.b.H.

WERNER, M. & VON BRAUNSCHWEIG, R. (2020): Praxis Aromatherapie Grundlagen - Steckbriefe - Indikationen (6. Auflage). Haug Verlag.

WHO (2017): Medication without Harm. https://www.who.int/patientsafety/medication-safety/en/ (19.07.2018).

YPSOMED GMBH (2022): Insulinpumpen-Typen. https://www.mylife-diabetescare.com/de-AT/diabetes-wissen/pumpen-therapie/insulinpumpen-typen.html (05. 09. 2022).

Links

Deutsche Dermatologische Gesellschaft, https://awmf.org/uploads/tx_szleitlinien/01, abgerufen am 13.5.2020

WHO, file:///C:/Users/mk/Downloads/924406_F_FI_14-03-31_Man15_V3.pdf, abgerufen am 30.07.20

Gesundheit.gv.at/aktuell-kaliumjodid, abgerufen am 12.5.20

https://apps.who.int/iris/bitstream/handle/10665/325771/WHO-MVP-EMP-IAU-2019.06-eng.pdf?sequence=1&isAllowed=y, abgerufen am 31.07.20

https://aspregister.basg.gv.at/aspregister

https://cara.care/de/behandlung/medikamente/antihistaminika, abgerufen am 16.07.2020

https://de.wikipedia.org/wiki/Liste_der_unentbehrlichen_Arzneimittel_der_Weltgesundheitsorganisation#Literatur, abgerufen am 31.07.20

https://de.wikipedia.org/wiki/Liste_von_Intoxikationen_und_Antidota, abgerufen am 23.09.2020

https://imedikament.de/brimogen-2-mg-ml-augentropfen-loesung, abgerufen am 23.09.2020

https://imedikament.de/xylonest-1/fachinformation, abgerufen am 11.07.20

https://viamedici.thieme.de/lernmodul/8659184/subject/pharmakologie/antibiotika/antibiotika+%C3%BCberblick, abgerufen am 26.07.2020

https://viamedici.thieme.de/lernmodul/8659184/subject/pharmakologie/antibiotika/antibiotika+%C3%BCberblick, abgerufen am 26.07.2020

https://www.aerzteblatt.de/nachrichten/109686/Unentbehrliche-Arzneimittel-WHO-legt-digitales-Verzeichnis-auf, abgerufen am 31.07.20 um 18:29

https://www.apotheken.de/krankheiten/krankheiten-und-therapie/nieren-und-harnwege/12544-diuretika-medikamente-zur-entwaesserung, abgerufen am 30.07.20

https://www.awmf.org/uploads/tx_szleitlinien/013-092l_S2k_Praeparationen_lokale_Anwendung_2017-11.pdf, abgerufen am 28.07.20

https://www.bayer.at/static/documents/produkte/gi/Gastrografin_GI.pdf, 26.07.20

https://www.bayer.at/static/documents/produkte/gi/Gastrografin_GI.pdf, 26.07.20, 11:05

https://www.das-pta-magazin.de/ophthalmika-1814423.html, abgerufen am 12.07.20

https://www.drugcom.de/drogenlexikon/buchstabe-a/antidot, abgerufen am 27.07.20

https://www.gelbe-liste.de

https://www.gelbe-liste.de/wirkstoffgruppen/antiarrhythmika, abgerufen am 29.07.20

https://www.gesundheit.gv.at/lexikon/s/lexikon-surfactant, abgerufen am 28.07.20

https://www.kinderaerzte-im-netz.de/news-archiv/meldung/article/vorsicht-mit-aetherischen-oelen/, abgerufen am 23.09.2020

https://www.medikamente-per-klick.de/apotheke/medikamentenglossar/antimykotika-antipilz-mittel, abgerufen am 12.07.20

https://www.nada.at/de/medizin/verbotsliste, abgerufen am 23.09.2020

https://www.oege.at/index.php/bildung-information/nahrungsinhaltsstoffe/vitamine-mineralstoffe#:~:text=Calcium,-1000%20mg&text=Wichtig%20f%C3%BCr%20den%20Erhalt%20von,Nervensystem%20und%20in%20der%20Muskulatur, abgerufen am 21.08.20

https://www.oesg.at/patienteninformationen/migraene, abgerufen am 11.07.20

https://www.rheuma-liga.de/rheuma/therapie/medikamententherapie, abgerufen am 31.07.20

https://www.spektrum.de/lexikon/biologie/

https://www.sozialministerium.at/pediculosis capitis Fachpersonal, abgerufen am 12.5.20

https://jasmin.goeg.at/1286/1/Curr_PA_PFA_Erprobungsphase_bf.pdf, abgerufen am 23.09.2020

https://www.oedg.at/pdf/OEDG_Pocket_Guide_2019-07.pdf, abgerufen am 23.09.2020

www.basg.gv.at/arzneimittel/suchtgiftabgabe/ (12.09.2018)